Jedz zelenšie

Zdravé a chutné rastlinné jedlá pre každého

Dobromila Kolárová

Copyright 2023

Všetky práva vyhradené

Všetky práva vyhradené. Žiadna časť tejto knihy sa nesmie reprodukovať ani kopírovať v žiadnej forme alebo akýmikoľvek prostriedkami, elektronickými alebo mechanickými, vrátane fotokopírovania, nahrávania alebo akéhokoľvek systému na ukladanie a vyhľadávanie informácií, bez písomného súhlasu vydavateľa, s výnimkou zahrnutia krátkych úryvkov. . Recenzia.

Upozornenie – zrieknutie sa zodpovednosti

Účelom informácií v tejto knihe je byť čo najpresnejší. Autor a vydavateľ nenesú zodpovednosť ani voči nikomu neručia za žiadnu stratu alebo škodu spôsobenú alebo údajne spôsobenú, priamo alebo nepriamo, informáciami uvedenými v tejto knihe.

Obsah

Prihlásiť sa 11
Pikantné karfiolové sústa 17
Zemiakový koláč na švajčiarsky spôsob (Rösti) 19
Krémový vegánsky tuniakový šalát 21
Tradičné chanukové latkes 23
Bylinková omáčka na Deň vďakyvzdania 25
Babičkin Cornichon Relish 27
Chutney z jablk a brusníc 29
Domáci jablkový olej 31
Domáce arašidové maslo 33
Pečená papriková pasta 35
Klasické vegánske maslo 38
Tekvicové palacinky v stredomorskom štýle 39
Tradičná nórska palacinka (Lefse) 41
Základné kešu maslo 43
Jablkové a marcipánové gule 44
Surový miešaný bobuľový džem 46
Základné domáce Tahini 48

Domáca zeleninová šťava	50
10 minútový základný karamel	53
Oriešková čokoládová nátierka	54
Kešu smotanový syr	56
Domáce čokoládové mlieko	58
Tradičné kórejské Buchimgae	59
Jednoduchá domáca Nutella	61
Lahodné citrónové maslo	63
mamin čučoriedkový lekvár	65
Autentická španielska tortilla	67
Tradičné bieloruské Draniki	69
Stredomorská paradajková omáčka	72
Džem z papriky a uhorky	74
Domáci mandľový olej	76
Mango chutney na indický spôsob	78
Jednoduchá zeleninová ryža	80
Zdravé čokoládové arašidové maslo	82
Čokoládová orechová pasta	84
Pekanový a marhuľový olej	86
Škoricové slivkové plechovky	88
Šírenie Tahini na Blízkom východe	90
Vegánsky syr Ricotta	92

Super ľahké mandľové mlieko 94

Domáci vegánsky jogurt 96

Juhoázijská Masala Paratha 99

Tradičný švédsky Raggmunk 101

Pivná byvolia omáčka 103

Pikantné koriandrové a mätové chutney 105

Škoricový mandľový olej 107

Dúhové zeleninové palacinky 109

Záhradná paradajková pochúťka 111

Chrumkavé arašidové maslo 114

Jednoduché pomarančové maslo 116

vchod 119

STRUKOVINY 124

Tradičný indický Rajma Dal 125

Červený fazuľový šalát 127

Anasazi fazuľa a zeleninový guláš 129

Ľahká a výdatná Shakshuka 131

Staromódna paprika 133

Jednoduchý šalát z červenej šošovice 136

Cícerový šalát na stredomorský spôsob 138

Tradičný toskánsky fazuľový guláš (Ribollita) 141

Beluga šošovica a zeleninový melanž 143

Mexické cícerové taco misky 145

Ind Dal Makhani 147

Miska na fazuľu v mexickom štýle 149

Klasická talianska Minestrone 151

Guláš zo zelenej šošovice s kapustou 153

Cícerová záhradná zeleninová zmes 155

Horúca fazuľová omáčka 157

Sójový šalát na čínsky spôsob 159

Staromódny šošovicový a zeleninový guláš 162

Indická Chana Masala 164

Paštéta z červenej fazule 166

Miska hnedej šošovice 168

Horúca a pikantná fazuľová polievka Anasazi 170

Čiernooký hrachový šalát (Ñebbe) 172

Mamina slávna paprika 174

Krémový cícerový šalát s borovicovými pistáciami 176

Miska Budhu z čiernej fazule 178

Cícerová kastról z Blízkeho východu 180

Šošovicová a paradajková omáčka 182

Krémový šalát zo zeleného hrášku 184

Stredný východ Za'atar Hummus 187

Šošovicový šalát s píniovými orieškami 189

Horúci fazuľový šalát Anasazi 191

Tradičný guláš Mnazaleh 193

Pepperoni pasta z červenej šošovice 195

Vo woku vyprážaný pikantný snehový hrášok 197

Rýchle denné čili 199

Krémový cowpea šalát 201

Avokádo plnené cícerom 203

Čierna fazuľová polievka 205

Bylinkový šošovicový šalát Beluga 209

Taliansky fazuľový šalát 212

Plnená biela fazuľa 214

Zimná hrachová polievka s čiernymi očami 216

Fašírky z červenej fazule 218

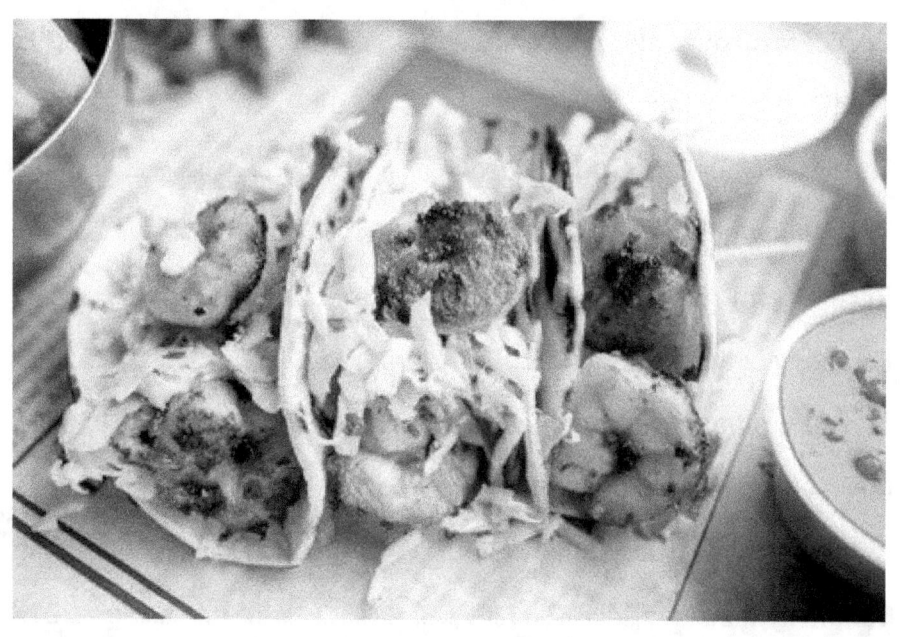

Prihlásiť sa

Ale až donedávna si stále viac ľudí začalo osvojovať životný štýl rastlinnej stravy. Čo presne na tomto životnom štýle láka desiatky miliónov ľudí, je diskutabilné. Existuje však stále viac dôkazov, ktoré naznačujú, že dodržiavanie primárne rastlinnej stravy vedie k lepšej kontrole hmotnosti a celkovému zdraviu bez mnohých chronických ochorení. Aké sú zdravotné prínosy rastlinnej stravy? Rastlinné stravovanie je zjavne jednou z najzdravších diét na svete. Zdravá vegánska strava zahŕňa veľa čerstvých produktov, celozrnné výrobky, strukoviny a zdravé tuky, ako sú semená a orechy. Sú bohaté na antioxidanty, minerály, vitamíny a vlákninu. Súčasný vedecký výskum ukazuje, že väčšia konzumácia rastlinných potravín môže súvisieť s kardiovaskulárnymi ochoreniami, cukrovkou 2. Poukázal na to, že je spojená s nižším rizikom úmrtia na stavy, ako je hypertenzia a obezita. Vegánske stravovacie plány sa často spoliehajú na zdravé základné potraviny, vyhýbajú sa živočíšnym produktom nabitým antibiotikami, aditívami a hormónmi. Tiež konzumácia vyšších podielov esenciálnych aminokyselín so živočíšnymi bielkovinami môže poškodiť ľudské zdravie. Keďže živočíšne produkty obsahujú oveľa viac tuku ako potraviny rastlinného pôvodu, nie je prekvapením, že výskum ukázal, že konzumenti mäsa majú deväťkrát vyššiu pravdepodobnosť obezity ako vegáni. Tým sa dostávame k ďalšiemu bodu, chudnutiu, ktoré je jednou z najväčších výhod vegánskej stravy. Zatiaľ čo veľa ľudí sa rozhodne žiť vegánsky život z etických dôvodov, samotná diéta vám môže pomôcť dosiahnuť vaše ciele v oblasti chudnutia. Ak máte problém schudnúť, Možno budete chcieť vyskúšať rastlinnú stravu. ako presne? Ako vegán znížite počet vysokokalorických potravín, ako sú plnotučné mliečne výrobky, mastné ryby, bravčové mäso a iné potraviny obsahujúce cholesterol, ako sú vajcia. Skúste nahradiť tieto druhy potravín alternatívami s vysokým obsahom vlákniny a bielkovín, ktoré vás zasýtia na dlhšie. Kľúčom je zamerať sa na výživné, čisté a prirodzené potraviny a vyhnúť sa prázdnym kalóriám, ako sú cukor, nasýtené tuky a vysoko spracované potraviny. Tu je niekoľko trikov, ktoré mi pomôžu udržať si váhu na vegánskej strave roky. Zeleninu jem ako hlavné jedlo; Dobré tuky konzumujem s mierou – dobrý tuk, akým je olivový olej, vás nezatučnia; Pravidelne cvičím a varím doma. Užite si to! Ak máte problémy s chudnutím, možno by ste mali zvážiť vyskúšanie rastlinnej stravy. ako presne? Ako vegán znížite počet vysokokalorických potravín, ako sú plnotučné mliečne výrobky, mastné ryby, bravčové mäso a iné potraviny obsahujúce cholesterol, ako sú vajcia. Skúste nahradiť tieto druhy potravín alternatívami s vysokým obsahom vlákniny a bielkovín, ktoré vás zasýtia na dlhšie. Kľúčom je zamerať sa na výživné, čisté a prirodzené potraviny a vyhnúť sa prázdnym kalóriám, ako sú cukor, nasýtené tuky a vysoko spracované potraviny. Tu je niekoľko trikov, ktoré mi pomôžu udržať si váhu na vegánskej strave roky. Zeleninu jem ako hlavné jedlo; Dobré tuky konzumujem s mierou – dobrý tuk, akým je olivový olej, vás nezatučnia; Pravidelne cvičím a varím doma. Užite si to! Ak máte problémy s chudnutím, možno by ste mali zvážiť vyskúšanie rastlinnej stravy. ako presne? Ako vegán, Znížite počet vysokokalorických potravín, ako sú plnotučné mliečne výrobky, tučné ryby, bravčové mäso a ďalšie potraviny obsahujúce cholesterol, ako sú vajcia. Skúste nahradiť tieto druhy potravín alternatívami s vysokým obsahom vlákniny a bielkovín, ktoré vás zasýtia na dlhšie. Kľúčom je zamerať sa na výživné, čisté a prirodzené potraviny a vyhnúť sa prázdnym kalóriám, ako sú cukor, nasýtené tuky a vysoko spracované potraviny. Tu je niekoľko trikov, ktoré mi pomôžu udržať si váhu na vegánskej strave roky. Zeleninu jem ako hlavné jedlo; Dobré tuky konzumujem s mierou – dobrý tuk, akým je olivový olej, vás nezatučnia; Pravidelne cvičím a varím doma. Užite si to! ako presne? Ako vegán, plnotučné mliečne výrobky, mastné ryby, Znížite počet vysokokalorických potravín, ako je bravčové mäso a ďalšie potraviny obsahujúce cholesterol, ako sú vajcia. Skúste nahradiť tieto druhy potravín alternatívami s vysokým obsahom vlákniny a bielkovín, ktoré vás zasýtia na dlhšie. Kľúčom je zamerať sa na výživné, čisté a prirodzené potraviny a vyhnúť sa prázdnym kalóriám, ako sú cukor, nasýtené tuky a vysoko spracované potraviny. Tu je niekoľko trikov, ktoré mi pomôžu udržať si váhu na vegánskej strave roky. Zeleninu jem ako hlavné jedlo; Dobré tuky konzumujem s mierou – dobrý tuk, akým je olivový olej, vás nezatuční; Pravidelne cvičím a varím doma. Užite si to! ako presne? Ako vegán znížite počet vysokokalorických potravín, ako sú plnotučné mliečne výrobky, mastné ryby, bravčové mäso a iné potraviny obsahujúce cholesterol, ako sú vajcia. Skúste nahradiť tieto druhy potravín alternatívami s vysokým obsahom vlákniny a bielkovín, ktoré vás zasýtia na dlhšie. Kľúčom je zamerať sa na výživné, čisté a prirodzené potraviny a vyhnúť sa prázdnym kalóriám, ako sú cukor, nasýtené tuky a vysoko spracované potraviny. Tu je niekoľko trikov, ktoré mi pomôžu udržať si váhu na vegánskej strave roky. Zeleninu jem ako hlavné jedlo; Dobré tuky konzumujem s mierou – dobrý tuk, akým je olivový olej, vás nezatuční; Pravidelne cvičím a varím doma. Užite si to! Skúste nahradiť tieto druhy potravín alternatívami s vysokým obsahom vlákniny a bielkovín, ktoré vás zasýtia na dlhšie. Kľúčom je zamerať sa na výživné, čisté a prirodzené potraviny a vyhnúť sa prázdnym kalóriám, ako sú cukor, nasýtené tuky a vysoko spracované potraviny. Tu je niekoľko trikov, ktoré mi pomôžu udržať si váhu na vegánskej strave roky. Zeleninu jem ako hlavné jedlo; Dobré tuky konzumujem s mierou – dobrý tuk, akým je olivový olej, vás nezatuční; Pravidelne cvičím a varím doma. Užite si to! Skúste nahradiť tieto druhy potravín alternatívami s vysokým obsahom vlákniny a bielkovín, ktoré vás zasýtia na dlhšie. Kľúčom je zamerať sa na výživné, čisté a prirodzené potraviny a vyhnúť sa prázdnym kalóriám, ako sú cukor, nasýtené tuky a vysoko spracované potraviny. Tu je niekoľko trikov, ktoré mi pomôžu udržať si váhu na vegánskej strave roky. Zeleninu jem ako hlavné jedlo; Dobré tuky konzumujem s mierou – dobrý tuk, akým je olivový olej, vás nezatuční; Pravidelne cvičím a varím doma. Užite si to! Dobré tuky konzumujem s mierou – dobrý tuk, akým je olivový olej, vás nezatuční; Pravidelne cvičím a varím doma. Užite si to! Dobré tuky konzumujem s mierou – dobrý tuk, akým je olivový olej, vás nezatuční; Pravidelne cvičím a varím doma. Užite si to!

Pikantné karfiolové sústa

(Pripravené asi za 25 minút | Porcia 4)

Na porciu: Kalórie: 187; Tuky: 4,1 g; Sacharidy: 32,8 g; Bielkoviny: 6,2 g

Obsah

1 kilo kvetov karfiolu

1 šálka viacúčelovej múky

1 polievková lyžica olivového oleja

1 polievková lyžica paradajkovej pasty

1 lyžička cibuľového prášku

1 lyžička cesnakového prášku

1 lyžička údenej papriky

1/2 lyžičky sušeného tymiánu

1/2 lyžičky sušenej bazalky

1/4 šálky horúcej omáčky

Inštrukcie

Začnite predhriatím rúry na 450 stupňov F. Ružičky karfiolu osušíme kuchynskou utierkou.

Zvyšné ingrediencie miešajte, kým sa dobre nespoja. Ružičky karfiolu namáčame do cesta, kým nie sú zo všetkých strán dobre obalené.

Ružičky karfiolu položte na plech vystlaný papierom na pečenie.

Restujeme asi 25 minút alebo do uvarenia. Dobrú chuť!

Zemiakový koláč na švajčiarsky spôsob (Rösti)

(Hotové asi za 25 minút | 5 porcií)

Na porciu: Kalórie: 204; Tuky: 11 g; Sacharidy: 24,6 g; Bielkoviny: 2,9 g

Obsah

1 ½ libry ruských zemiakov, olúpaných, nastrúhaných a vytlačených

1 lyžička hrubej morskej soli

1/2 lyžičky vločiek červenej papriky, rozdrvených

1/2 lyžičky čerstvo mletého čierneho korenia

4 polievkové lyžice olivového oleja

Inštrukcie

Nastrúhané zemiaky, soľ, papriku a mleté čierne korenie zmiešame.

V liatinovej panvici zohrejte olej.

Do panvice nasypte hrste zemiakovej zmesi.

Pečte svoj zemiakový koláč asi 10 minút na strednom ohni. Zemiaky prikryjeme a pečieme ďalších 10 minút, kým spodok zemiakového koláča nie je zlatohnedý. Dobrú chuť!

Krémový vegánsky tuniakový šalát

(Pripravené asi za 10 minút | Porcia 8)

Na porciu: Kalórie: 252; Tuky: 18,4 g; Sacharidy: 17,1 g; Bielkoviny: 5,5 g

Obsah

2 (15 uncí) plechovky cíceru, opláchnuté

3/4 šálky vegánskej majonézy

1 lyžička hnedej horčice

1 malá červená cibuľa, nakrájaná

2 kyslé uhorky, nasekané

1 lyžička kapary, scedené

1 lyžica čerstvej petržlenovej vňate, nasekanej

1 lyžica čerstvého koriandra, nasekaného

Morská soľ a mleté čierne korenie podľa chuti

2 polievkové lyžice opražených slnečnicových semienok

Inštrukcie

Miešajte všetky ingrediencie, kým sa všetko dobre nespoja.

Vložte šalát do chladničky, kým nebude pripravený na podávanie.

Dobrú chuť!

Tradičné chanukové latkes

(Hotové asi za 30 minút | 6 porcií)

Na porciu: Kalórie: 283; Tuky: 18,4 g; Sacharidy: 27,3 g; Bielkoviny: 3,2 g

Obsah

1 ½ libry zemiakov, olúpaných, nastrúhaných a scedených

3 lyžice zelenej cibule, nakrájané na plátky

1/3 šálky viacúčelovej múky

1/2 lyžičky prášku do pečiva

1/2 lyžičky morskej soli, najlepšie kala namak

1/4 lyžičky mletého čierneho korenia

1/2 olivového oleja

5 lyžíc jablkového pyré

1 lyžica čerstvého kôpru, nahrubo nasekaného

Inštrukcie

Postrúhané zemiaky, cibuľku, múku, prášok do pečiva, soľ a korenie dôkladne premiešame.

Zohrejte olivový olej v panvici na strednom ohni.

Nalejte 1/4 šálky zemiakovej zmesi na panvicu a opečte latkes dozlatista z oboch strán. Opakujte so zvyšným cestom.

Podávame s jablkovým pretlakom a čerstvým kôprom. Dobrú chuť!

Bylinková omáčka na Deň vďakyvzdania

(Pripravené asi za 20 minút | Porcia 6)

Na porciu: Kalórie: 165; Tuky: 1,6 g; Sacharidy: 33,8 g; Bielkoviny: 6,8 g

Obsah

3 šálky zeleninového vývaru

1 ½ šálky hnedej ryže, varenej

6 uncí Cremini huby, nasekané

1 lyžička sušenej bazalky

1 lyžička sušeného tymiánu

1/2 lyžičky sušeného rozmarínu

1/2 lyžičky sušeného tymiánu

1/2 lyžičky cesnaku, mletého

1/4 šálky nesladeného obyčajného mandľového mlieka

Morská soľ a čerstvo mleté čierne korenie

Inštrukcie

Zeleninový vývar varte na stredne vysokej teplote; Pridajte ryžu a huby a znížte oheň.

Varte asi 12 minút, kým huby nezmäknú. Odstráňte z tepla.

Potom zmes miešajte, kým nebude krémová a homogénna.

Pridajte zvyšné ingrediencie a zohrejte omáčku na strednom ohni, kým sa všetko neuvarí.

Podávame so zemiakovou kašou alebo zeleninou podľa vlastného výberu. Dobrú chuť!

Babičkin Cornichon Relish

(Hotové asi za 15 minút + chladenie | 9 porcií)

Na porciu: Kalórie: 45; Tuky: 0 g; Sacharidy: 10,2g; Bielkoviny: 0,3 g

Obsah

3 šálky cornichonu, jemne nasekané

1 šálka bielej cibule, nakrájanej nadrobno

1 lyžička morskej soli

1/3 šálky destilovaného bieleho octu

1/4 lyžičky horčičných semienok

1/3 šálky cukru

1 polievková lyžica šípkového prášku rozpustená v 1 polievkovej lyžici vody

Inštrukcie

Vložte uhorky, cibuľu a soľ do sita nad misou; scedíme niekoľko hodín. Vytlačte čo najviac tekutiny.

Varte ocot, horčičné semienka a cukor; Pridajte 1/3 čajovej lyžičky morskej soli a varte, kým sa cukor nerozpustí.

Pridajte zmes uhorky a cibule a pokračujte vo varení ďalšie 2 až 3 minúty. Vmiešajte zmes prášku zo šípok a pokračujte vo varení ďalšiu 1 až 2 minúty.

Dezert preložte do misky a nechajte otvorený v chladničke asi 2 hodiny. Dobrú chuť!

Chutney z jablk a brusníc

(Približne 1 hodina pripravená | Porcia 7)

Na porciu: Kalórie: 208; Tuky: 0,3 g; sacharidy: 53 g; Bielkoviny: 0,6 g

Obsah

1 ½ libry varených jablk, olúpaných, zbavených jadier a nakrájaných

1/2 šálky nasekanej sladkej cibule

1/2 šálky jablčného octu

1 veľký pomaranč, čerstvo vylisovaný

1 šálka hnedého cukru

1 lyžička semien feniklu

1 polievková lyžica čerstvého zázvoru, ošúpaného a nastrúhaného

1 lyžička morskej soli

1/2 šálky sušených brusníc

Inštrukcie

Do hrnca dajte jablká, sladkú cibuľu, ocot, pomarančový džús, hnedý cukor, semienka feniklu, zázvor a soľ. Zmes povarte.

Okamžite otočte oheň do varu; Pokračujte vo varení za občasného miešania, kým sa väčšina tekutiny nevstrebe, asi 55 minút.

Odstavíme a necháme vychladnúť a pridáme hrozienka. Uchovávajte v chladničke maximálne 2 týždne.

Dobrú chuť!

Domáci jablkový olej

(Pripravené asi za 35 minút | Porcia 16)

Na porciu: Kalórie: 106; Tuky: 0,3 g; Sacharidy: 27,3 g; Bielkoviny: 0,4 g

Obsah

5 libier jabĺk, olúpaných, zbavených jadier a nakrájaných

1 pohár vody

2/3 šálky kryštálového hnedého cukru

1 lyžica mletej škorice

1 lyžička mletých klinčekov

1 polievková lyžica vanilkového extraktu

Štipka čerstvo nastrúhaného muškátového oriešku

štipka soli

Inštrukcie

Pridajte jablká a vodu do hrnca s hrubým dnom a varte asi 20 minút.

Potom upečené jablká roztlačte mačkadlom na zemiaky; zmiešajte cukor, škoricu, klinčeky, vanilku, muškátový oriešok a soľ do jablkového pretlaku; Miešajte, aby sa dôkladne spojili.

Maslo stále varte, kým nedosiahne požadovanú konzistenciu.

Dobrú chuť!

Domáce arašidové maslo

(Pripravené asi za 5 minút | Porcia 16)

Na porciu: Kalórie: 144; Tuky: 9,1 g; Sacharidy: 10,6g; Bielkoviny: 6,9 g

Obsah

1 ½ šálky arašidov, blanšírovaných

štipka hrubej soli

1 polievková lyžica agávového sirupu

Inštrukcie

V kuchynskom robote alebo vysokorýchlostnom mixéri šľahajte arašidy, kým nie sú jemné. Potom spracovávajte ďalšie 2 minúty, pričom zoškrabujte boky a dno misky.

Pridáme soľ a agávový sirup.

Spustite stroj ďalšie 2 minúty alebo kým maslo nebude úplne krémové a hladké.

Dobrú chuť!

Pečená papriková pasta

(Pripravené asi za 10 minút | Porcia 10)

Na porciu: Kalórie: 111; Tuky: 6,8 g; Sacharidy: 10,8 g; Bielkoviny: 4,4 g

Obsah

2 červené papriky, opečené a zbavené semienok

1 paprička jalapeňo, opražená a zbavená semienok

4 unce sušených paradajok v oleji, scedených

2/3 šálky slnečnicových semienok

2 lyžice cibule, nakrájané

1 strúčik cesnaku

1 polievková lyžica zmesi stredomorských bylín

Morská soľ a mleté čierne korenie podľa chuti

1/2 čajovej lyžičky prášku z kurkumy

1 lyžička mletého kmínu

2 polievkové lyžice tahini

Inštrukcie

Vložte všetky ingrediencie do misky mixéra alebo kuchynského robota.

Spracujte, kým nebude krémová, homogénna a hladká.

Uchovávajte vo vzduchotesnej nádobe v chladničke až 2 týždne. Dobrú chuť!

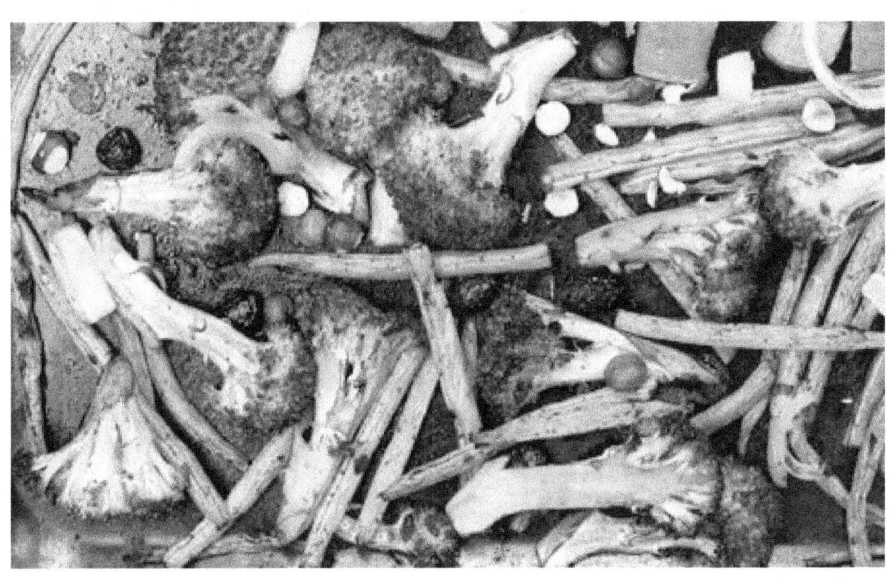

Klasické vegánske maslo

(Pripravené asi za 10 minút | Porcia 16)

Na porciu: Kalórie: 89; Tuky: 10,1 g; Sacharidy: 0,2 g; Bielkoviny: 0,1 g

Obsah

2/3 šálky rafinovaného kokosového oleja, roztopeného

1 polievková lyžica slnečnicového oleja

1/4 šálky sójového mlieka

1/2 lyžičky sladového octu

1/3 lyžičky hrubej morskej soli

Inštrukcie

Pridajte kokosový olej, slnečnicový olej, mlieko a ocot do misky mixéra. Blesk dobre kombinovať.

Pridajte morskú soľ a pokračujte v miešaní, kým nebude krémová a hladká; vychladnúť až do stuhnutia.

Dobrú chuť!

Tekvicové palacinky v stredomorskom štýle

(Pripravené asi za 20 minút | Porcia 4)

Na porciu: Kalórie: 260; Tuky: 14,1 g; Sacharidy: 27,1 g; Bielkoviny: 4,6 g

Obsah

1 šálka viacúčelovej múky

1/2 lyžičky prášku do pečiva

1/2 lyžičky sušeného tymiánu

1/2 lyžičky sušenej bazalky

1/2 lyžičky sušeného rozmarínu

Morská soľ a mleté čierne korenie podľa chuti

1 ½ šálky cukety, strúhanej

1 chia vajíčko

1/2 šálky ryžového mlieka

1 lyžička cesnaku, mletého

2 lyžice jarnej cibuľky, nakrájanej na plátky

4 polievkové lyžice olivového oleja

Inštrukcie

Múku, prášok do pečiva a korenie dobre premiešame. V samostatnej miske zmiešajte cuketu, chia vajcia, mlieko, cesnak a cibuľku.

Pridajte tekvicovú zmes do suchej múky; Miešajte, aby sa dôkladne spojili.

Ďalej zohrejte olivový olej na panvici na strednom ohni. Palacinky opekajte 2 až 3 minúty z každej strany do zlatista.

Dobrú chuť!

Tradičná nórska palacinka (Lefse)

(Pripravené asi za 20 minút | Porcia 7)

Na porciu: Kalórie: 215; Tuky: 4,5 g; Sacharidy: 38,3 g; Bielkoviny: 5,6 g

Obsah

3 stredné zemiaky

1/2 šálky viacúčelovej múky

1/2 šálky hrášku

morská soľ podľa chuti

1/4 lyžičky mletého čierneho korenia

1/2 lyžičky kajenského korenia

2 polievkové lyžice olivového oleja

Inštrukcie

Zemiaky uvaríme v jemne osolenej vode do mäkka.

Zemiaky ošúpeme a roztlačíme a potom pridáme múku, fazuľu a korenie.

Cesto rozdeľte na 7 rovnakých guličiek. Každú guľku rozvaľkáme na jemne pomúčenej pracovnej doske.

Zahrejte olivový olej na panvici na stredne nízkej teplote a každú palacinku opečte 2 až 3 minúty. Podávajte teraz.

Dobrú chuť!

Základné kešu maslo

(Hotové asi za 20 minút | Porcia 12)

Na porciu: Kalórie: 130; Tuky: 10,1 g; Sacharidy: 6,8g; Bielkoviny: 3,8 g

Obsah

3 šálky surových kešu orieškov

1 polievková lyžica kokosového oleja

Inštrukcie

V kuchynskom robote alebo vysokorýchlostnom mixéri šľahajte kešu, kým nebudú jemné. Potom spracovávajte ďalších 5 minút, pričom zoškrabujte boky a dno misky.

Pridajte kokosový olej.

Spustite stroj ďalších 10 minút, alebo kým maslo nebude úplne krémové a hladké. Užite si to!

Jablkové a marcipánové gule

(Hotové asi za 15 minút | Porcia 12)

Na porciu: Kalórie: 134; Tuky: 2,4 g; Sacharidy: 27,6 g; Bielkoviny: 2,3 g

Obsah

1/2 šálky mandľového oleja

1 šálka jablkového oleja

1/3 šálky mandlí

1 šálka čerstvých datlí bez kôstok

1/2 lyžičky mletej škorice

1/4 lyžičky mletého kardamónu

1/2 lyžičky mandľového extraktu

1/2 lyžičky rumového extraktu

2 ½ šálky staromódneho ovsa

Inštrukcie

Vložte mandľové maslo, jablkové maslo, mandle, datle a korenie do misky mixéra alebo kuchynského robota.

Zmes spracovávame, kým nezískame hustú pastu.

Vmiešame ovos a ešte niekoľkokrát prešľaháme, aby sa dobre premiešal. Zo zmesi vytvarujeme guľky a podávame dobre vychladenú.

Surový miešaný bobuľový džem

(Hotové asi za 1 hodinu a 5 minút | Porcia 10)

Na porciu: Kalórie: 57; Tuky: 1,6 g; Sacharidy: 10,7g; Bielkoviny: 1,3 g

Obsah

1/4 libry čerstvých malín

1/4 libry čerstvých jahôd, olúpaných

1/4 libry čerstvých černíc

2 lyžice citrónovej šťavy, čerstvo vylisovanej

10 datlí bez kôstok

3 polievkové lyžice chia semienok

Inštrukcie

Všetky ingrediencie rozmixujte na pyré v mixéri alebo kuchynskom robote.

Za občasného miešania necháme asi 1 hodinu postáť.

Uchovávajte džemy v sterilizovaných pohároch v chladničke až 4 dni. Dobrú chuť!

Základné domáce Tahini

(Pripravené asi za 10 minút | Porcia 16)

Na porciu: Kalórie: 135; Tuky: 13,4 g; Sacharidy: 2,2g; Bielkoviny: 3,6 g

Obsah

10 uncí sezamových semienok v škrupine

3 polievkové lyžice repkového oleja

1/4 čajovej lyžičky kosher soli

Inštrukcie

Sezamové semienka opražte na nepriľnavej panvici za stáleho miešania asi 4 minúty. Sezamové semienka úplne ochlaďte.

Presuňte sezamové semienka do misky kuchynského robota. Spracujte približne 1 minútu.

Pridajte olej a soľ a spracujte ďalšie 4 minúty, pričom zoškrabte dno a boky misky.

Uchovávajte tahini v chladničke až 1 mesiac. Dobrú chuť!

Domáca zeleninová šťava

(Pripravené asi za 55 minút | Porcia 6)

Na porciu: Kalórie: 68; Tuky: 4,4 g; Sacharidy: 6,2 g; Bielkoviny: 0,8 g

Obsah

2 polievkové lyžice olivového oleja

1 šálka cibule, nakrájaná

2 šálky mrkvy, nakrájanej

1 šálka zeleru, nakrájaného

4 strúčiky cesnaku, mleté

2 vetvičky rozmarínu, nasekané

2 vetvičky tymiánu, nasekané

1 vavrínový vavrín

1 lyžička zmiešaného čierneho korenia

morská soľ podľa chuti

6 pohárov vody

Inštrukcie

V hrnci s hrubým dnom zohrejte olej na stredne vysokej teplote. Teraz zeleninu restujte asi 10 minút, pravidelne miešajte, aby sa zabezpečilo rovnomerné varenie.

Pridajte cesnak a korenie a pokračujte v restovaní 1 minútu alebo kým sa neuvoľní aróma.

Pridajte vodu, znížte teplotu a varte ďalších 40 minút.

Na veľkú misu položte sitko a prikryte gázou. Vývar zlejte a tuhé časti vyhoďte.

Dobrú chuť!

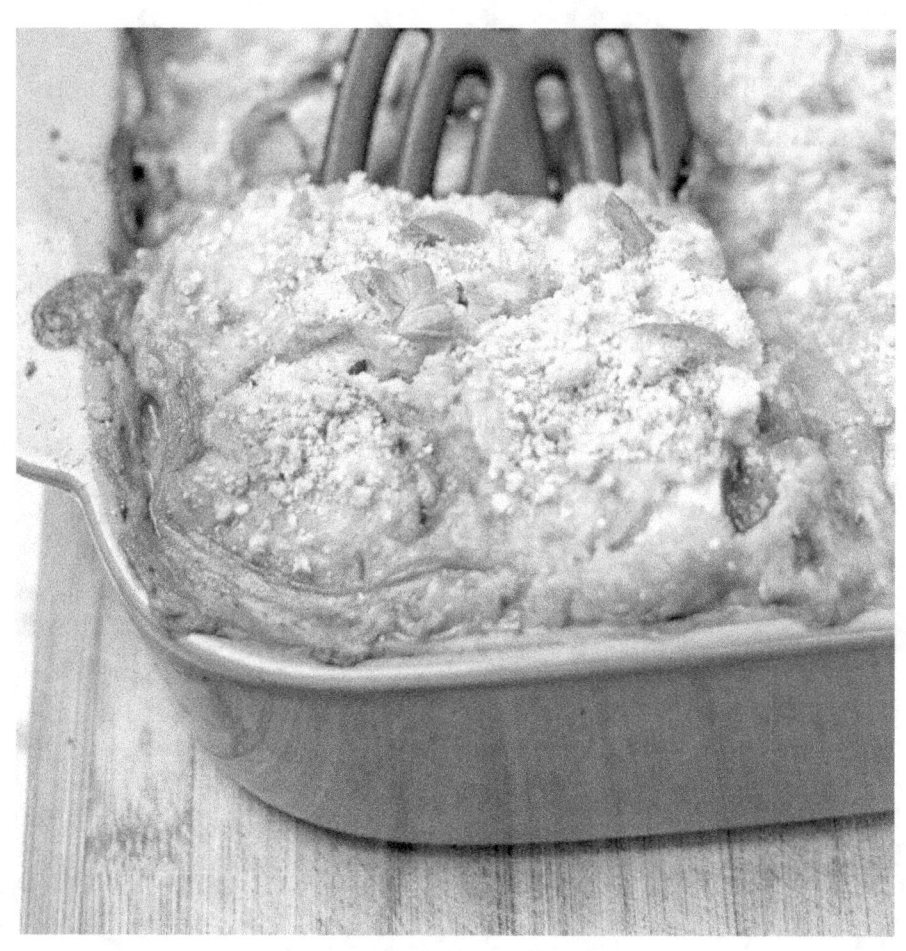

10 minútový základný karamel

(Pripravené asi za 10 minút | Porcia 10)

Na porciu: Kalórie: 183; Tuky: 7,7 g; Sacharidy: 30 g; Bielkoviny: 0 g

Obsah

1/4 šálky kokosového oleja

1 ½ šálky kryštálového cukru

1/3 lyžičky hrubej morskej soli

1/3 šálky vody

2 polievkové lyžice mandľového oleja

Inštrukcie

V hrnci roztopte kokosový olej a cukor na 1 minútu.

Vyšľahajte zvyšné ingrediencie a pokračujte vo varení, kým sa všetko úplne nezmieša a váš karamel nebude mať sýtu zlatú farbu.

Dobrú chuť!

Oriešková čokoládová nátierka

(Pripravené asi za 25 minút | Porcia 16)

Na porciu: Kalórie: 207; Tuky: 20,4 g; Sacharidy: 5,4 g; Bielkoviny: 4,6 g

Obsah

1 kilo vlašských orechov

1 unca kokosového oleja, roztopený

2 polievkové lyžice kukuričnej múky

4 polievkové lyžice kakaového prášku

Štipka strúhaného kokosu

1/3 lyžičky mletej škorice

štipka soli

Inštrukcie

Vlašské orechy opekajte v predhriatej rúre na 350 F asi 10 minút, kým nebudú voňavé a jemne zhnednuté.

V kuchynskom robote alebo vysokorýchlostnom mixéri rozšľaháme vlašské orechy, kým nie sú jemné. Potom spracujte ďalších 5 minút, zoškrabte boky a dno misky; rezerva.

Na strednom ohni roztopte kokosový olej. Pridajte kukuričnú múku a pokračujte v smažení, kým zmes nezačne vrieť.

Znížte oheň, pridajte kakaový prášok, muškátový oriešok, škoricu a soľ; Pokračujte vo varení 10 minút, občas premiešajte.

Primiešame pomleté vlašské orechy, premiešame a skladujeme v sklenenej nádobe. Užite si to!

Kešu smotanový syr

(Hotové asi za 10 minút | 6 porcií)

Na porciu: Kalórie: 197; Tuky: 14,4 g; Sacharidy: 11,4 g; Bielkoviny: 7,4 g

Obsah

1 ½ šálky kešu, namočených cez noc a scedených

1/3 šálky vody

1/4 lyžičky hrubej morskej soli

1/4 lyžičky sušenej kôprovej buriny

1/4 lyžičky cesnakového prášku

2 polievkové lyžice výživných kvasníc

2 probiotické kapsuly

Inštrukcie

Kešu a vodu spracujte v mixéri, kým nebudú krémové a homogénne.

Pridajte soľ, kôpor, cesnakový prášok a výživné kvasnice; Pokračujte v miešaní, kým sa všetko dobre nepremieša.

Nalejte zmes do sterilizovanej sklenenej nádoby. Pridajte probiotický prášok a drevenou lyžicou (nie kovovou!)

Nádobu prikryjeme čistou kuchynskou utierkou a necháme na kuchynskej linke kysnúť 24-48 hodín.

Uchovávajte v chladničke až týždeň. Dobrú chuť!

Domáce čokoládové mlieko

(Pripravené asi za 10 minút | Porcia 4)

Na porciu: Kalórie: 79; Tuky: 3,1 g; Sacharidy: 13,3 g; Bielkoviny: 1,3 g

Obsah

4 lyžičky kešu masla

4 poháre vody

1/2 lyžičky vanilkovej pasty

4 čajové lyžičky kakaového prášku

8 datlí bez kôstok

Inštrukcie

Vložte všetky ingrediencie do misky vysokorýchlostného mixéra.

Spracujte, kým nebude krémová, homogénna a hladká.

Uchovávajte v sklenenej fľaši v chladničke maximálne 4 dni. Užite si to!

Tradičné kórejské Buchimgae

(Pripravené asi za 20 minút | Porcia 4)

Na porciu: Kalórie: 315; Tuky: 19 g; Sacharidy: 26,1 g; Bielkoviny: 9,5 g

Obsah

1/2 šálky viacúčelovej múky

1/2 šálky cícerovej múky

1/2 lyžičky prášku do pečiva

1 lyžička cesnakového prášku

1/4 lyžičky mletého kmínu

1/2 lyžičky morskej soli

1 mrkva, nakrájaná a strúhaná

1 malá cibuľa, nakrájaná nadrobno

1 šálka kimchi

1 zelená paprika, nasekaná

1 ľanové vajce

1 polievková lyžica fazuľovej pasty

1 šálka ryžového mlieka

4 polievkové lyžice repkového oleja

Inštrukcie

Múku, prášok do pečiva a korenie dobre premiešame. V samostatnej miske zmiešajte mrkvu, cibuľu, kimchi, zelenú papriku, ľanové vajcia, fazuľovú pastu a ryžové mlieko.

Pridajte zeleninovú zmes do zmesi suchej múky; Miešajte, aby sa dôkladne spojili.

Ďalej zohrejte olej v panvici na strednom ohni. Kórejské palacinky varte 2 až 3 minúty z každej strany, kým nie sú chrumkavé.

Dobrú chuť!

Jednoduchá domáca Nutella

(Pripravené asi za 25 minút | Porcia 20)

Na porciu: Kalórie: 187; Tuky: 17,1 g; sacharidy: 7 g; Bielkoviny: 4 g

Obsah

3 ½ šálky lieskových orechov

1 lyžička vanilkových semienok

Štipka hrubej morskej soli

Štipka strúhaného kokosu

1/2 lyžičky mletej škorice

1/2 lyžičky mletého kardamónu

1 šálka kúskov tmavej čokolády

Inštrukcie

Lieskové orechy opekajte v predhriatej rúre na 350 stupňov F, kým nie sú vaše lieskové orechy voňavé a jemne zhnednuté, asi 13 minút.

V kuchynskom robote alebo vysokorýchlostnom mixéri rozdrvte lieskové orechy, kým nie sú jemné. Potom zmes spracovávajte ďalších 5 minút, pričom škrabajte boky a dno misky.

Pridajte zvyšné ingrediencie.

Nechajte stroj bežať ďalších 4 až 5 minút alebo kým nebude zmes úplne krémová a hladká. Užite si to!

Lahodné citrónové maslo

(Pripravené asi za 10 minút | Porcia 8)

Na porciu: Kalórie: 87; Tuky: 3,4 g; Sacharidy: 14,6 g; Bielkoviny: 0 g

Obsah

1/2 šálky kryštálového cukru

2 polievkové lyžice kukuričného škrobu

1/2 lyžičky citrónovej kôry, strúhanej

1 pohár vody

2 polievkové lyžice čerstvej citrónovej šťavy

2 polievkové lyžice kokosového oleja

Inštrukcie

Zmiešajte cukor, kukuričný škrob a citrónovú kôru v hrnci na strednom ohni.

Pridajte vodu a citrónovú šťavu a pokračujte vo varení, kým zmes nezhustne. Zahrejte sa.

Primiešame kokosový olej. Dobrú chuť!

mamin čučoriedkový lekvár

(Hotové asi za 40 minút | Porcia 20)

Na porciu: Kalórie: 108; Tuky: 0,1 g; Sacharidy: 27,6 g; Bielkoviny: 0,2 g

Obsah

1 a pol kila čerstvých čučoriedok

1 kilo kryštálového cukru

1 tyčinka škorice

5-6 klinčekov

1 vanilkový struk, pozdĺžne rozrezaný

1 citrón, odšťavený

Inštrukcie

Všetky ingrediencie zmiešame v hrnci.

Pokračujte vo varení na strednom ohni za stáleho miešania asi 30 minút, kým sa omáčka nezredukuje a nezhustne.

Odstráňte z tepla. Nechajte džem odležať 10 minút. Vložte do sterilizovaných pohárov a uzavrite viečkami. Necháme úplne vychladnúť.

Dobrú chuť!

Autentická španielska tortilla

(Pripravené asi za 30 minút | Porcia 4)

Na porciu: Kalórie: 365; Tuky: 13,9 g; Sacharidy: 48,1 g; Bielkoviny: 14,5 g

Obsah

2 polievkové lyžice olivového oleja

1 ½ libry ruských zemiakov, ošúpaných a nakrájaných na plátky

1 cibuľa, nakrájaná

Morská soľ a mleté čierne korenie podľa chuti

1/4 šálky ryžového mlieka

8 uncí tofu, stlačené a scedené

1/2 šálky hrášku

2 polievkové lyžice kukuričného škrobu

1/2 lyžičky mletého kmínu

1/4 lyžičky mletého nového korenia

Inštrukcie

Na panvici zohrejte 1 polievkovú lyžicu olivového oleja. Potom pridajte do panvice zemiaky, cibuľu, soľ a korenie.

Varte asi 20 minút alebo kým zemiaky nezmäknú.

V miske dôkladne premiešajte zvyšné ingrediencie. Pridajte k zemiakovej zmesi a premiešajte, aby sa spojila.

Zohrejte zvyšnú 1 polievkovú lyžicu olivového oleja na panvici na stredne nízkej teplote. Tortillu opekáme 5 minút z každej strany. Podávajte horúce.

Dobrú chuť!

Tradičné bieloruské Draniki

(Pripravené asi za 30 minút | Porcia 4)

Na porciu: Kalórie: 350; Tuky: 14,4 g; Sacharidy: 45,6 g; Bielkoviny: 6,8 g

Obsah

4 voskové zemiaky, ošúpané, nastrúhané a pretlačené

4 lyžice nasekanej jarnej cibuľky

1 zelená paprika, nasekaná

1 červená paprika, nasekaná

1/3 šálky besanu

1/2 lyžičky prášku do pečiva

1 lyžička červenej papriky

Morská soľ a paprika podľa chuti

1/4 šálky repkového oleja

2 lyžice čerstvého koriandra, nasekaného

Inštrukcie

Postrúhané zemiaky, cibuľku, papriku, besan, prášok do pečiva, papriku, soľ a papriku dôkladne premiešame.

Olej zohrejte v panvici na strednom ohni.

Nalejte 1/4 šálky zemiakovej zmesi do panvice a varte draniki dozlatista na oboch stranách. Opakujte so zvyšným cestom.

Podávame s čerstvým koriandrom. Dobrú chuť!

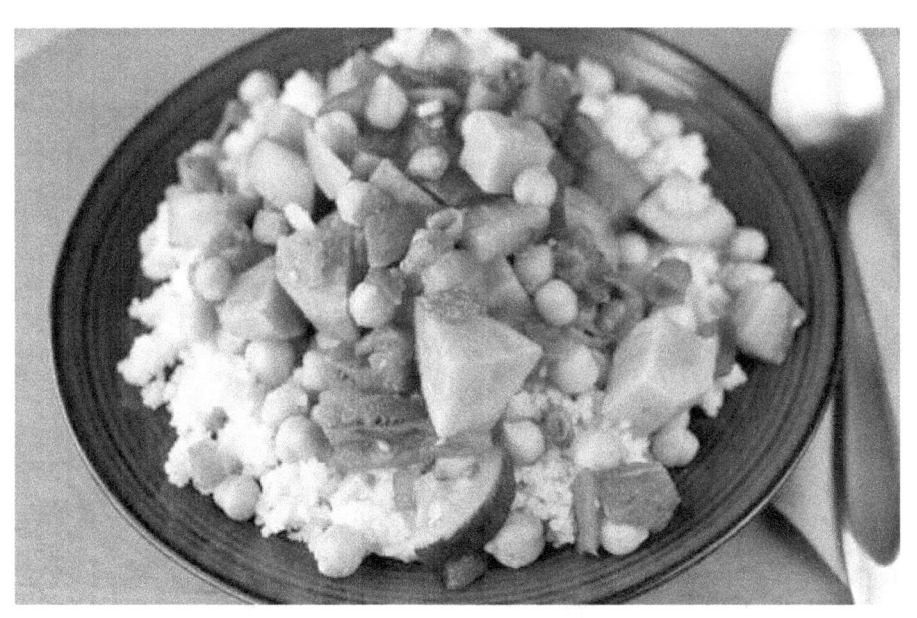

Stredomorská paradajková omáčka

(Pripravené asi za 20 minút | Porcia 6)

Na porciu: Kalórie: 106; Tuky: 6,6 g; Sacharidy: 9,6 g; Bielkoviny: 0,8 g

Obsah

3 polievkové lyžice olivového oleja

1 červená cibuľa, nakrájaná

3 strúčiky cesnaku, rozdrvené

4 polievkové lyžice kukuričného škrobu

1 plechovka (14 ½ unce) rozdrvených paradajok

1/2 lyžičky sušenej bazalky

1/2 lyžičky sušeného tymiánu

1/2 lyžičky sušeného tymiánu

1 lyžička sušených petržlenových vločiek

Morská soľ a korenie podľa chuti

Inštrukcie

Vo veľkej panvici zohrejte olivový olej na stredne vysokú teplotu. Za horúca si podusíme cibuľu a cesnak, kým nezmäknú a nerozvoňajú.

Pridajte kukuričný škrob a pokračujte vo varení ešte 1 minútu.

Pridajte konzervované paradajky a priveďte do varu na stredne vysokej teplote; zmiešame koreniny a privedieme teplo do varu.

Pečieme asi 10 minút, kým sa všetko neuvarí.

Podávajte s preferovanou zeleninou. Dobrú chuť!

Džem z papriky a uhorky

(Hotové asi za 20 minút + čas chladenia | Porcia 10)

Na porciu: Kalórie: 66; Tuky: 0,3 g; Sacharidy: 15,3 g; Bielkoviny: 1,5 g

Obsah

6 uhoriek, nakrájaných

1 červená paprika zbavená jadierok a nakrájaná

1 zelená paprika zbavená jadierok a nakrájaná

2 lyžice hrubej morskej soli

1/2 šálky vínneho octu

2/3 šálky kryštálového cukru

1/2 lyžičky semien feniklu

1/4 lyžičky horčičných semienok

1/4 lyžičky mletej kurkumy

1/2 lyžičky mletého nového korenia

1 polievková lyžica zmiešaného čierneho korenia

4 čajové lyžičky kukuričného škrobu

Inštrukcie

Uhorku, papriku a soľ vložte do sita nad miskou; scedíme niekoľko hodín. Vytlačte čo najviac tekutiny.

Varte ocot a cukor; Pridajte 1/3 čajovej lyžičky morskej soli a varte, kým sa cukor nerozpustí.

Pridáme uhorkovo-paprikovú zmes a ďalej dusíme ďalšie 2 až 3 minúty. Zmiešajte korenie a kukuričný škrob; Pokračujte vo varení ďalšie 1-2 minúty.

Dezert preložte do misky a nechajte otvorený v chladničke asi 2 hodiny. Dobrú chuť!

Domáci mandľový olej

(Hotové asi za 20 minút | 20 porcií)

Na porciu: Kalórie: 131; Tuky: 11,3 g; Sacharidy: 4,8g; Bielkoviny: 4,8 g

Obsah

1 kilo mandlí

štipka morskej soli

Štipka strúhaného kokosu

Inštrukcie

Opečte mandle v predhriatej rúre na 350 stupňov F, kým vaše lieskové orechy nebudú voňavé a ľahko zhnednuté, asi 9 minút.

V kuchynskom robote alebo vysokorýchlostnom mixéri šľaháme mandle, kým nie sú jemné. Potom zmes spracovávajte ďalších 5 minút, pričom škrabajte boky a dno misky.

Pridajte soľ a muškátový oriešok.

Spustite stroj ďalších 10 minút, alebo kým maslo nebude úplne krémové a hladké. Užite si to!

Mango chutney na indický spôsob

(Približne 1 hodina pripravená | Porcia 7)

Na porciu: Kalórie: 273; Tuky: 2,3 g; Sacharidy: 64,3g; Bielkoviny: 2,4 g

Obsah

5 mang, olúpaných a nakrájaných

1 žltá cibuľa, nakrájaná

2 červené papriky, nakrájané

3/4 šálky balzamikového octu

1 ½ šálky kryštálového cukru

1 čajová lyžička koriandrových semienok

1 polievková lyžica chana dal

1/2 lyžičky jeera

1/4 čajovej lyžičky prášku z kurkumy

1/4 lyžičky himalájskej soli

1/2 šálky ríbezlí

Inštrukcie

Do hrnca dáme mango, cibuľu, papriku, ocot, kryštálový cukor, semienka koriandra, chana dal, jeeru, kurkumu a soľ. Zmes povarte.

Okamžite otočte oheň do varu; Pokračujte vo varení za občasného miešania, kým sa väčšina tekutiny nevstrebe, asi 55 minút.

Necháme vychladnúť a pridáme ríbezle. Uchovávajte v chladničke maximálne 2 týždne.

Dobrú chuť!

Jednoduchá zeleninová ryža

(Pripravené asi za 20 minút | Porcia 4)

Na porciu: Kalórie: 255; Tuky: 10,6 g; Sacharidy: 33,3 g; Bielkoviny: 6,2 g

Obsah

1/2 šálky viacúčelovej múky

1/2 šálky zemiakového škrobu

1 lyžička prášku do pečiva

1/3 lyžičky himalájskej soli

1/2 šálky kimchi, jemne nasekané

4 jarné cibuľky, nakrájané

1 mrkva, nakrájaná na kocky a nakrájaná

2 papriky, nakrájané

1 zelená paprika, nasekaná

1 šálka kimchi tekutiny

2 polievkové lyžice olivového oleja

omáčka na namáčanie:

2 polievkové lyžice sójovej omáčky

2 lyžičky ryžového octu

1 lyžička čerstvého zázvoru, jemne nastrúhaného

Inštrukcie

Dôkladne premiešajte múku, zemiakový škrob, prášok do pečiva a soľ. V samostatnej miske kombinujte zeleninu a tekutinu kimchi.

Pridajte zeleninovú zmes do zmesi suchej múky; Miešajte, aby sa dôkladne spojili.

Ďalej zohrejte olej v panvici na strednom ohni. Pajeon varte 2 až 3 minúty z každej strany do chrumkava.

Medzitým zmiešame ingrediencie na omáčku. Podávajte svoj pajeon s omáčkou. Dobrú chuť!

Zdravé čokoládové arašidové maslo

(Hotové asi za 15 minút | Porcia 20)

Na porciu: Kalórie: 118; Tuky: 9,2 g; Sacharidy: 6,9 g; Bielkoviny: 5,1 g

Obsah

- 2 ½ šálky arašidov
- 1/2 lyžičky hrubej morskej soli
- 1/2 lyžičky škoricového prášku
- 1/2 šálky kakaového prášku
- 10 datlí bez kôstok

Inštrukcie

Pražte arašidy v predhriatej rúre na 350 stupňov F asi 7 minút, kým arašidy nie sú voňavé a ľahko hnedé.

V kuchynskom robote alebo vysokorýchlostnom mixéri šľahajte arašidy, kým nie sú jemné. Potom zmes spracovávajte ďalšie 2 minúty, pričom škrabajte boky a dno misky.

Pridáme soľ, škoricu, kakaový prášok a datle.

Spustite stroj ďalšie 2 minúty alebo kým maslo nebude úplne krémové a hladké. Užite si to!

Čokoládová orechová pasta

(Hotové asi za 20 minút | Porcia 15)

Na porciu: Kalórie: 78; Tuky: 4,7 g; sacharidy: 9 g; Bielkoviny: 1,5 g

Obsah

1 šálka vlašských orechov

1 čajová lyžička čistého vanilkového extraktu

1/2 šálky agávového nektáru

4 polievkové lyžice kakaového prášku

Štipka mletej škorice

Štipka strúhaného kokosu

štipka morskej soli

4 polievkové lyžice mandľového mlieka

Inštrukcie

Opečte vlašské orechy v predhriatej rúre na 350 stupňov F, kým nebudú voňavé a jemne zhnednuté, asi 10 minút.

V kuchynskom robote alebo vysokorýchlostnom mixéri rozšľaháme vlašské orechy, kým nie sú jemné. Potom zmes spracovávajte ďalších 5 minút, pričom škrabajte boky a dno misky.

Pridajte zvyšné ingrediencie.

Nechajte stroj bežať ďalších 5 minút, kým nebude zmes úplne krémová a hladká. Užite si to!

Pekanový a marhuľový olej

(Pripravené asi za 15 minút | Porcia 16)

Na porciu: Kalórie: 163; Tuky: 17 g; Sacharidy: 2,5g; Bielkoviny: 1,4 g

Obsah

2 ½ šálky vlašských orechov

1/2 šálky sušených marhúľ, nasekaných

1/2 šálky slnečnicového oleja

1 lyžička bourbonskej vanilky

1/4 lyžičky mletého anízu

1/2 lyžičky škorice

1/8 lyžičky strúhaného muškátového orieška

1/8 lyžičky soli

Inštrukcie

Rozdrvte vlašské orechy v kuchynskom robote alebo vysokorýchlostnom mixéri, kým nie sú jemné. Ďalej spracovávajte vlašské orechy ďalších 5 minút, pričom škrabajte boky a dno misky.

Pridajte zvyšné ingrediencie.

Nechajte stroj bežať ďalších 5 minút, kým nebude zmes úplne krémová a hladká. Užite si to!

Škoricové slivkové plechovky

(Hotové asi za 40 minút | Porcia 20)

Na porciu: Kalórie: 223; Tuky: 0,3 g; Sacharidy: 58,1 g; Bielkoviny: 0,8 g

Obsah

- 5 libier zrelých sliviek opláchnutých
- 2 kilá kryštálového cukru
- 2 polievkové lyžice citrónovej šťavy
- 3 tyčinky škorice

Inštrukcie

Všetky ingrediencie zmiešame v hrnci.

Pokračujte vo varení na strednom ohni za stáleho miešania asi 30 minút, kým sa omáčka nezredukuje a nezhustne.

Odstráňte z tepla. Nechajte džem odležať 10 minút. Vložte do sterilizovaných pohárov a uzavrite viečkami. Necháme úplne vychladnúť.

Dobrú chuť!

Šírenie Tahini na Blízkom východe

(Pripravené asi za 10 minút | Porcia 16)

Na porciu: Kalórie: 143; Tuky: 13,3 g; Sacharidy: 6,2 g; Bielkoviny: 3,9 g

Obsah

10 uncí sezamových semienok

3 polievkové lyžice kakaového prášku

1 lyžička vanilkových semienok

1/4 čajovej lyžičky kosher soli

1/2 šálky čerstvých datlí bez kôstok

3 polievkové lyžice kokosového oleja

Inštrukcie

Sezamové semienka opražte na nepriľnavej panvici za stáleho miešania asi 4 minúty. Sezamové semienka úplne ochlaďte.

Presuňte sezamové semienka do misky kuchynského robota. Spracujte približne 1 minútu.

Pridajte zvyšné ingrediencie a spracujte ďalšie 4 minúty, pričom zoškrabte dno a boky misky.

Uchovávajte tahini nátierku v chladničke až 1 mesiac. Dobrú chuť!

Vegánsky syr Ricotta

(Hotové asi za 10 minút | Porcia 12)

Na porciu: Kalórie: 74; Tuky: 6,3 g; Sacharidy: 3,3g; Bielkoviny: 2,7 g

Obsah

1/2 šálky surových kešu, namočených cez noc a scedených

1/2 šálky surových slnečnicových semienok, cez noc namočených a scedených

1/4 šálky vody

1 vrchovatá polievková lyžica kokosového oleja, roztopeného

1 polievková lyžica čerstvo vylisovanej citrónovej šťavy

1 polievková lyžica bieleho octu

1/4 lyžičky dijonskej horčice

2 polievkové lyžice výživných kvasníc

1/2 lyžičky cesnakového prášku

1/2 čajovej lyžičky prášku z kurkumy

1/2 lyžičky soli

Inštrukcie

Kešu, slnečnicové semienka a vodu spracujte v mixéri, kým nebudú krémové a homogénne.

Pridajte zvyšné prísady; Pokračujte v miešaní, kým sa všetko dobre nepremieša.

Uchovávajte v chladničke až týždeň. Dobrú chuť!

Super ľahké mandľové mlieko

(Hotové asi za 10 minút | 6 porcií)

Na porciu: Kalórie: 78; Tuky: 6 g; Sacharidy: 4,8g; Bielkoviny: 2,5 g

Obsah

1 šálka surových mandlí, namočených cez noc a scedených

6 pohárov vody

1 polievková lyžica javorového sirupu

Štipka strúhaného kokosu

štipka soli

Štipka mletej škorice

1 lyžička vanilkového extraktu

Inštrukcie

Vložte všetky ingrediencie do misky vysokorýchlostného mixéra.

Spracujte, kým nebude krémová, homogénna a hladká.

Kmeň tekutinu pomocou vrecka na mlieko; Stlačte, kým nevytečie všetka tekutina.

Uchovávajte v sklenenej fľaši v chladničke maximálne 4 dni. Užite si to!

Domáci vegánsky jogurt

(Hotové asi za 10 minút | 6 porcií)

Na porciu: Kalórie: 141; Tuky: 14,2 g; Sacharidy: 4 g; Bielkoviny: 1,3 g

Obsah

1 ½ šálky plnotučného kokosového mlieka

1 čajová lyžička javorového sirupu

Štipka hrubej morskej soli

2 kapsuly vegánskych probiotík

Inštrukcie

Nalejte kokosové mlieko do sterilizovanej sklenenej nádoby. Pridajte javorový sirup a soľ.

Vyprázdnite svoje probiotické kapsuly a použite drevenú lyžicu (nie kovovú!)

Nádobu prikryjeme čistou kuchynskou utierkou a necháme na kuchynskej linke kysnúť 24-48 hodín.

Uchovávajte v chladničke až týždeň. Dobrú chuť!

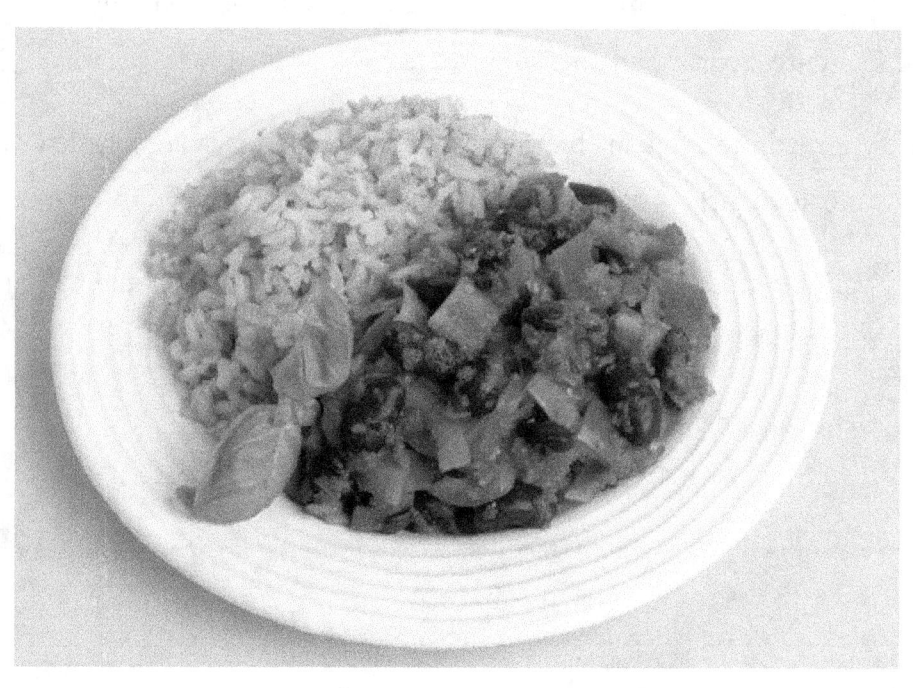

Juhoázijská Masala Paratha

(Pripravené asi za 20 minút | Porcia 5)

Na porciu: Kalórie: 441; Tuky: 30,4 g; Sacharidy: 38,1 g; Bielkoviny: 5,2 g

Obsah

2 šálky univerzálnej múky

1 čajová lyžička soli Kala namak

1/2 čajovej lyžičky garam masaly

1/2 šálky teplej vody

1 polievková lyžica repkového oleja

10 lyžíc kokosového oleja, zmäknutého

Inštrukcie

V miske dobre premiešame múku, soľ a garam masalu. V múčnej zmesi urobte jamku a postupne pridávajte vodu a repkový olej; miešať, aby sa spojilo.

Cesto miesime, kým sa z neho nestane lepkavá guľa. Necháme cez noc odležať v chladničke.

Cesto rozdelíme na 5 rovnakých častí a vyvaľkáme na čistej ploche. Paratha potrieme kokosovým olejom a preložíme na polovicu. Natrieme naň kokosový olej a opäť preložíme.

Každú parathu vyvaľkajte do kruhu s priemerom asi 8 palcov.

Zahrejte gril, kým nebude horúci. Každú parathu varte asi 3 minúty alebo kým sa na povrchu nevytvoria bublinky. Otočte a opekajte ďalšie 3 minúty na druhej strane. Podávajte horúce.

Tradičný švédsky Raggmunk

(Hotové asi za 30 minút | 5 porcií)

Na porciu: Kalórie: 356; Tuky: 22,1 g; Sacharidy: 36,5 g; Bielkoviny: 4,3 g

Obsah

1 ½ libry voskových zemiakov, olúpaných, nastrúhaných a vylisovaných

3 lyžice šalotky, nasekané

2 chia vajíčka

1/2 šálky viacúčelovej múky

1 lyžička prášku do pečiva

Sezónna morská soľ a mletá čierna

1 lyžička kajenského korenia

1/2 šálky repkového oleja

6 polievkových lyžíc jablkového pyré

Inštrukcie

Postrúhané zemiaky, šalotku, chia vajcia, múku, prášok do pečiva, soľ, čierne korenie a papriku dôkladne premiešame.

Olej zohrejte v panvici na strednom ohni.

Nalejte 1/4 šálky zemiakovej zmesi na panvicu a varte zemiakové muffiny asi 5 minút z každej strany. Opakujte so zvyšným cestom.

Podávajte s jablkovým pretlakom a užívajte si!

Pivná byvolia omáčka

(Hotové asi za 30 minút | 5 porcií)

Na porciu: Kalórie: 222; Tuky: 16,8 g; Sacharidy: 11,2g; Bielkoviny: 7,3 g

Obsah

3 polievkové lyžice olivového oleja

1 malá červená cibuľa, nakrájaná

1 lyžička cesnaku, mletého

1/3 šálky celozrnnej múky

3 šálky zeleninového vývaru

1/2 lyžičky sušeného rozmarínu

1/2 lyžičky sušeného tymiánu

1/2 lyžičky sušených petržlenových vločiek

1/2 lyžičky sušenej šalvie

1 lyžička horkej červenej papriky

Morská soľ a čerstvo mleté čierne korenie podľa chuti

1 pohár piva

Inštrukcie

Vo veľkej panvici zohrejte olivový olej na stredne vysokú teplotu. Za horúca si podusíme cibuľu a cesnak, kým nezmäknú a nerozvoňajú.

Pridajte múku a pokračujte v smažení ešte 1 minútu.

Nalejte zeleninový vývar a varte na stredne vysokej teplote; zmiešame koreniny a privedieme teplo do varu.

Prilejeme pivo a čiastočne prikryté dusíme, kým sa všetko neprevarí, asi 10 minút.

Podávame so zemiakovou kašou alebo karfiolom. Dobrú chuť!

Pikantné koriandrové a mätové chutney

(Hotové asi za 10 minút | Porcia 9)

Na porciu: Kalórie: 15; Tuky: 0 g; Sacharidy: 0,9g; Bielkoviny: 0,1 g

Obsah

1 ½ zväzku čerstvého koriandra

6 lyžíc jarnej cibuľky, nakrájanej na plátky

3 polievkové lyžice čerstvých lístkov mäty

2 papričky jalapeños bez semien

1/2 lyžičky kosher soli

2 polievkové lyžice čerstvej citrónovej šťavy

1/3 šálky vody

Inštrukcie

Vložte všetky ingrediencie do misky mixéra alebo kuchynského robota.

Potom ingrediencie kombinujte, kým nedosiahnete požadovanú konzistenciu.

Dobrú chuť!

Škoricový mandľový olej

Pripravené asi za 30 minút | Časť 16)

Na porciu: Kalórie: 118; Tuky: 8,9 g; Sacharidy: 7,5 g; Bielkoviny: 3,8 g

Obsah

2 šálky mandlí

1 lyžica škorice, mletá

1 čajová lyžička čistého vanilkového extraktu

3 polievkové lyžice agávového sirupu

štipka morskej soli

Štipka strúhaného kokosu

Inštrukcie

Opečte mandle v predhriatej rúre na 350 stupňov F, kým vaše lieskové orechy nebudú voňavé a ľahko zhednuté, asi 9 minút.

V kuchynskom robote alebo vysokorýchlostnom mixéri šľaháme mandle, kým nie sú jemné. Ďalej zmes spracovávame ďalších 10 minút, pričom škrabeme boky a dno misky.

Pridajte škoricu, vanilku, agávový sirup, soľ a muškátový oriešok.

Spustite stroj ďalších 10 minút, alebo kým maslo nebude úplne krémové a hladké. Užite si to!

Dúhové zeleninové palacinky

(Pripravené asi za 20 minút | Porcia 4)

Na porciu: Kalórie: 222; Tuky: 4,9 g; Sacharidy: 38,1 g; Bielkoviny: 7,5 g

Obsah

1 šálka viacúčelovej múky

1 lyžička prášku do pečiva

Morská soľ a mleté čierne korenie podľa chuti

1 lyžička červenej papriky

1 šálka cukety, strúhaná

1 šálka nasekaných húb

2 stredné mrkvy, nakrájané a strúhané

1 červená cibuľa, nakrájaná nadrobno

1 strúčik cesnaku, mletý

1 šálka špenátu, nakrájaného na kúsky

1/4 šálky vody

1 lyžička horúcej omáčky

2 chia vajíčka

Inštrukcie

Múku, prášok do pečiva, soľ, korenie a papriku dôkladne premiešame. Zmiešajte zeleninu a vodu v samostatnej miske.

Pridajte horúcu omáčku a chia vajcia a premiešajte, aby sa dobre spojili. Pridajte zeleninovú zmes do zmesi suchej múky; Miešajte, aby sa dôkladne spojili.

Ďalej zohrejte olej v panvici na strednom ohni. Palacinky opekajte 2 až 3 minúty z každej strany, kým nie sú chrumkavé a zlatohnedé.

Dobrú chuť!

Záhradná paradajková pochúťka

(Hotové asi za 10 minút + čas chladenia | Porcia 10)

Na porciu: Kalórie: 208; Tuky: 21,8 g; Sacharidy: 3,5g; Bielkoviny: 0,7 g

Obsah

1 kilo paradajok, nakrájaných

1 červená cibuľa, nakrájaná

1 strúčik cesnaku, mletý

1 šálka extra panenského olivového oleja

2 polievkové lyžice kapary

1 lyžička papriky

1 polievková lyžica kari

2 lyžice koriandra, nasekaného

2 polievkové lyžice sladového octu

Inštrukcie

Paradajky, cibuľu, cesnak a olivový olej dobre premiešajte. Grilujeme asi 8 minút.

Pridajte zvyšné ingrediencie a premiešajte, aby sa dobre spojili.

Dezert preložte do misky a nechajte otvorený v chladničke asi 2 hodiny. Dobrú chuť!

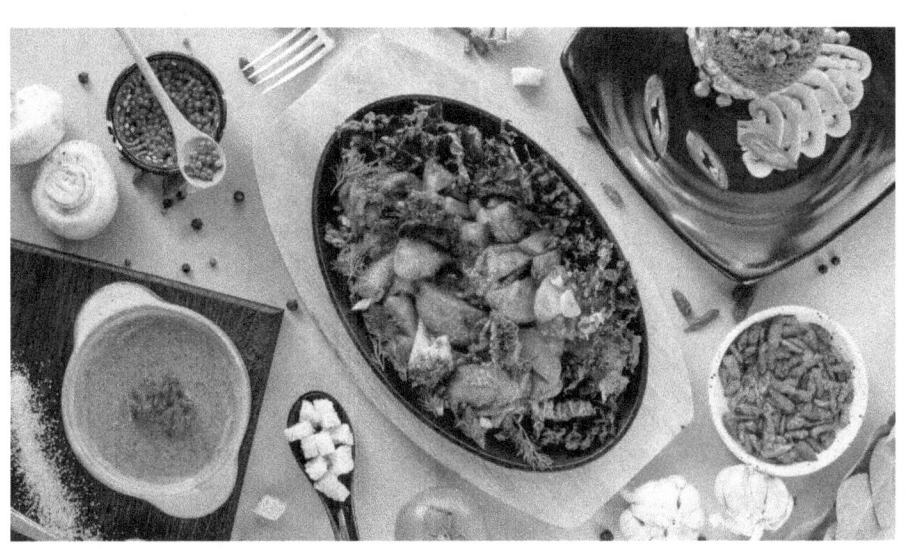

Chrumkavé arašidové maslo

(Hotové asi za 10 minút | Porcia 20)

Na porciu: Kalórie: 114; Tuky: 9 g; Sacharidy: 5,6 g; Bielkoviny: 4,8 g

Obsah

2 ½ šálky arašidov

1/2 lyžičky hrubej morskej soli

1/2 lyžičky škoricového prášku

10 datlí bez kôstok

Inštrukcie

Pražte arašidy v predhriatej rúre na 350 stupňov F asi 7 minút, kým arašidy nie sú voňavé a ľahko hnedé.

V kuchynskom robote alebo vysokorýchlostnom mixéri šľahajte arašidy, kým nie sú jemné. Rezervujte si asi 1/2 šálky zmesi.

Potom zmes spracovávajte ďalšie 2 minúty, pričom škrabajte boky a dno misky.

Osolíme, pridáme škoricu a datle.

Nechajte stroj bežať ešte 2 minúty alebo kým nebude maslo hladké. Pridajte odložené arašidy a premiešajte lyžičkou. Užite si to!

Jednoduché pomarančové maslo

(Pripravené asi za 10 minút | Porcia 7)

Na porciu: Kalórie: 140; Tuky: 13,6 g; Sacharidy: 6,3g; Bielkoviny: 0 g

Obsah

2 polievkové lyžice kryštálového cukru

2 polievkové lyžice kukuričného škrobu

1 lyžička pomarančovej kôry

1 lyžička čerstvého zázvoru, ošúpaného a nasekaného

2 polievkové lyžice pomarančového džúsu

1/2 šálky vody

Štipka strúhaného kokosu

Štipka strúhanej kóšer soli

7 lyžíc kokosového oleja, zmäknutého

Inštrukcie

Zmiešajte cukor, kukuričný škrob, pomarančovú kôru a zázvor v hrnci na strednom ohni.

Pridajte pomarančový džús, vodu, muškátový oriešok a soľ; Pokračujte vo varení, kým zmes nezhustne. Zahrejte sa.

Primiešame kokosový olej. Dobrú chuť!

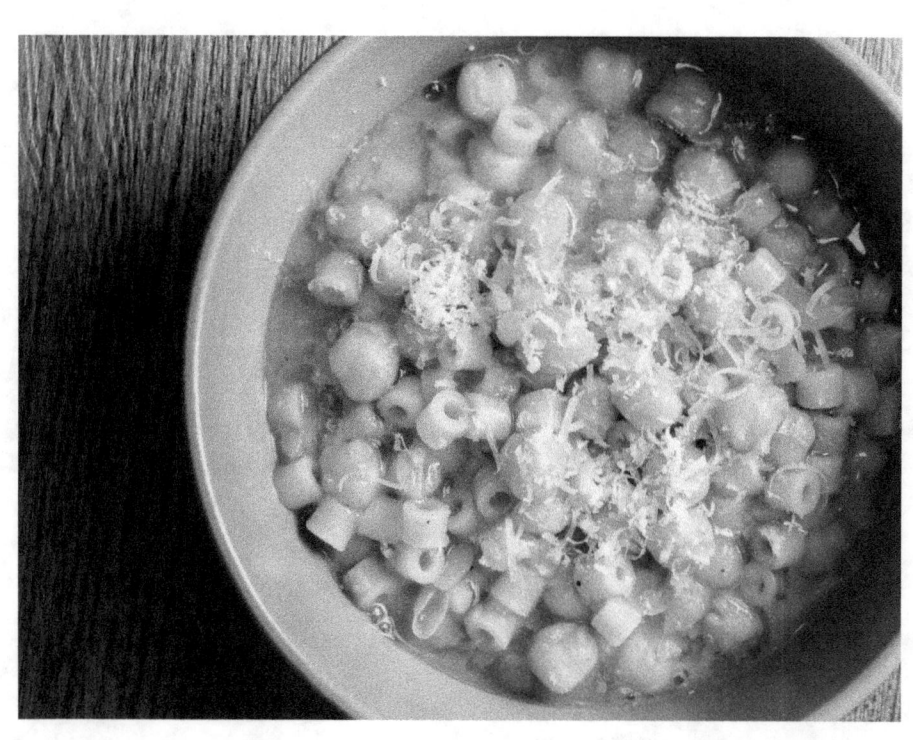

vchod

Ale až donedávna si stále viac ľudí začalo osvojovať životný štýl rastlinnej stravy. Čo presne na tomto životnom štýle láka desiatky miliónov ľudí, je diskutabilné. Existuje však stále viac dôkazov, ktoré naznačujú, že dodržiavanie primárne rastlinnej stravy vedie k lepšej kontrole hmotnosti a celkovému zdraviu bez mnohých chronických ochorení. Aké sú zdravotné prínosy rastlinnej stravy? Rastlinné stravovanie je zjavne jednou z najzdravších diét na svete. Zdravá vegánska strava zahŕňa veľa čerstvých produktov, celozrnné výrobky, strukoviny a zdravé tuky, ako sú semená a orechy. Sú bohaté na antioxidanty, minerály, vitamíny a vlákninu. Súčasný vedecký výskum ukazuje, že väčšia konzumácia rastlinných potravín môže súvisieť s kardiovaskulárnymi ochoreniami, cukrovkou 2. Poukázal na to, že je spojená s nižším rizikom úmrtia na stavy, ako je hypertenzia a obezita. Vegánske stravovacie plány sa často spoliehajú na zdravé základné potraviny, vyhýbajú sa živočíšnym produktom nabitým antibiotikami, aditívami a hormónmi. Tiež konzumácia vyšších podielov esenciálnych aminokyselín so živočíšnymi bielkovinami môže poškodiť ľudské zdravie. Keďže živočíšne produkty obsahujú oveľa viac tuku ako potraviny rastlinného pôvodu, nie je prekvapením, že výskum ukázal, že konzumenti mäsa majú deväťkrát vyššiu pravdepodobnosť obezity ako vegáni. Tým sa dostávame k ďalšiemu bodu, chudnutiu, ktoré je jednou z najväčších výhod vegánskej stravy. Zatiaľ čo veľa ľudí sa rozhodne žiť vegánsky život z etických dôvodov, samotná diéta vám môže pomôcť dosiahnuť vaše ciele v oblasti chudnutia. Ak máte problém schudnúť, Možno budete chcieť vyskúšať rastlinnú stravu. ako presne? Ako vegán znížite počet vysokokalorických potravín, ako sú plnotučné mliečne výrobky, mastné ryby, bravčové mäso a iné potraviny obsahujúce cholesterol, ako sú vajcia. Skúste nahradiť tieto druhy potravín alternatívami s vysokým obsahom vlákniny a bielkovín, ktoré vás zasýtia na dlhšie. Kľúčom je zamerať sa na výživné, čisté a prirodzené potraviny a vyhnúť sa prázdnym kalóriám, ako sú cukor, nasýtené tuky a vysoko spracované potraviny. Tu je niekoľko trikov, ktoré mi pomôžu udržať si váhu na vegánskej strave roky. Zeleninu jem ako hlavné jedlo; Dobré tuky konzumujem s mierou – dobrý tuk, akým je olivový olej, vás nezatuční; Pravidelne cvičím a varím doma. Užite si to! Ak máte problémy s chudnutím, možno by ste mali zvážiť vyskúšanie rastlinnej stravy. ako presne? Ako vegán znížite počet vysokokalorických potravín, ako sú plnotučné mliečne výrobky, mastné ryby, bravčové mäso a iné potraviny obsahujúce cholesterol, ako sú vajcia. Skúste nahradiť tieto druhy potravín alternatívami s vysokým obsahom vlákniny a bielkovín, ktoré vás zasýtia na dlhšie. Kľúčom je zamerať sa na výživné, čisté a prirodzené potraviny a vyhnúť sa prázdnym kalóriám, ako sú cukor, nasýtené tuky a vysoko spracované potraviny. Tu je niekoľko trikov, ktoré mi pomôžu udržať si váhu na vegánskej strave roky. Zeleninu jem ako hlavné jedlo; Dobré tuky konzumujem s mierou – dobrý tuk, akým je olivový olej, vás nezatuční; Pravidelne cvičím a varím doma. Užite si to! Ak máte problémy s chudnutím, možno by ste mali zvážiť vyskúšanie rastlinnej stravy. ako presne? Ako vegán, Znížite počet vysokokalorických potravín, ako sú plnotučné mliečne výrobky, tučné ryby, bravčové mäso a ďalšie potraviny obsahujúce cholesterol, ako sú vajcia. Skúste nahradiť tieto druhy potravín alternatívami s vysokým obsahom vlákniny a bielkovín, ktoré vás zasýtia na dlhšie. Kľúčom je zamerať sa na výživné, čisté a prirodzené potraviny a vyhnúť sa prázdnym kalóriám, ako sú cukor, nasýtené tuky a vysoko spracované potraviny. Tu je niekoľko trikov, ktoré mi pomôžu udržať si váhu na vegánskej strave roky. Zeleninu jem ako hlavné jedlo; Dobré tuky konzumujem s mierou – dobrý tuk, akým je olivový olej, vás nezatuční; Pravidelne cvičím a varím doma. Užite si to! ako presne? Ako vegán, plnotučné mliečne výrobky, mastné ryby, Znížite počet vysokokalorických potravín, ako je bravčové mäso a ďalšie potraviny obsahujúce cholesterol, ako sú vajcia. Skúste nahradiť tieto druhy potravín alternatívami s vysokým obsahom vlákniny a bielkovín, ktoré vás zasýtia na dlhšie. Kľúčom je zamerať sa na výživné, čisté a prirodzené potraviny a vyhnúť sa prázdnym kalóriám, ako sú cukor, nasýtené tuky a vysoko spracované potraviny. Tu je niekoľko trikov, ktoré mi pomôžu udržať si váhu na vegánskej strave roky. Zeleninu jem ako hlavné jedlo; Dobré tuky konzumujem s mierou – dobrý tuk, akým je olivový olej, vás nezatuční; Pravidelne cvičím a varím doma. Užite si to! ako presne? Ako vegán znížite počet vysokokalorických potravín, ako sú plnotučné mliečne výrobky, mastné ryby, bravčové mäso a iné potraviny obsahujúce cholesterol, ako sú vajcia. Skúste nahradiť tieto druhy potravín alternatívami s vysokým obsahom vlákniny a bielkovín, ktoré vás zasýtia na dlhšie. Kľúčom je zamerať sa na výživné, čisté a prirodzené potraviny a vyhnúť sa prázdnym kalóriám, ako sú cukor, nasýtené tuky a vysoko spracované potraviny. Tu je niekoľko trikov, ktoré mi pomôžu udržať si váhu na vegánskej strave roky. Zeleninu jem ako hlavné jedlo; Dobré tuky konzumujem s mierou – dobrý tuk, akým je olivový olej, vás nezatuční; Pravidelne cvičím a varím doma. Užite si to! Skúste nahradiť tieto druhy potravín alternatívami s vysokým obsahom vlákniny a bielkovín, ktoré vás zasýtia na dlhšie. Kľúčom je zamerať sa na výživné, čisté a prirodzené potraviny a vyhnúť sa prázdnym kalóriám, ako sú cukor, nasýtené tuky a vysoko spracované potraviny. Tu je niekoľko trikov, ktoré mi pomôžu udržať si váhu na vegánskej strave roky. Zeleninu jem ako hlavné jedlo; Dobré tuky konzumujem s mierou – dobrý tuk, akým je olivový olej, vás nezatuční; Pravidelne cvičím a varím doma. Užite si to! Skúste nahradiť tieto druhy potravín alternatívami s vysokým obsahom vlákniny a bielkovín, ktoré vás zasýtia na dlhšie. Kľúčom je zamerať sa na výživné, čisté a prirodzené potraviny a vyhnúť sa prázdnym kalóriám, ako sú cukor, nasýtené tuky a vysoko spracované potraviny. Tu je niekoľko trikov, ktoré mi pomôžu udržať si váhu na vegánskej strave roky. Zeleninu jem ako hlavné jedlo; Dobré tuky konzumujem s mierou – dobrý tuk, akým je olivový olej, vás nezatučí; Pravidelne cvičím a varím doma. Užite si to! Dobré tuky konzumujem s mierou – dobrý tuk, akým je olivový olej, vás nezatučí; Pravidelne cvičím a varím doma. Užite si to! Dobré tuky konzumujem s mierou – dobrý tuk, akým je olivový olej, vás nezatučí; Pravidelne cvičím a varím doma. Užite si to!

STRUKOVINY

Tradičný indický Rajma Dal

(Pripravené asi za 20 minút | Porcia 4)

Na porciu: Kalórie: 269; Tuky: 15,2 g; Sacharidy: 22,9 g; Bielkoviny: 7,2 g

Obsah

3 polievkové lyžice sezamového oleja

1 lyžička zázvoru, mletého

1 čajová lyžička semien rasce

1 čajová lyžička koriandrových semienok

1 veľká cibuľa, nakrájaná

1 stonkový zeler, nasekaný

1 lyžička cesnaku, mletého

1 šálka paradajkovej omáčky

1 čajová lyžička garam masala

1/2 lyžičky kari

1 malá tyčinka škorice

1 zelená paprika zbavená semienok a nakrájaná

2 šálky konzervovanej červenej fazule, scedené

2 šálky zeleninovej šťavy

Košer soľ a mleté čierne korenie podľa chuti

Inštrukcie

Zahrejte sezamový olej v hrnci na stredne vysokú teplotu; teraz orestujte zázvor, rascu a koriandrové semienka, kým nebudú voňavé alebo asi 30 sekúnd.

Pridajte cibuľu a zeler a pokračujte v restovaní ďalšie 3 minúty, kým nezmäknú.

Pridajte cesnak a pokračujte v restovaní ešte 1 minútu.

Do hrnca dáme zvyšné ingrediencie a premiešame. Pokračujte vo varení 10 až 12 minút alebo do úplného uvarenia. Podávajte horúce a užívajte si!

Červený fazuľový šalát

(Hotové asi za 1 hodinu + čas chladenia | Porcia 6)

Na porciu: Kalórie: 443; Tuky: 19,2 g; Sacharidy: 52,2 g; Bielkoviny: 18,1 g

Obsah

3/4 libry červenej fazule, namočenej cez noc

2 papriky, nakrájané

1 mrkva, nakrájaná a strúhaná

3 unce mrazených alebo konzervovaných kukuričných zŕn, scedených

3 vrchovaté polievkové lyžice nakrájanej jarnej cibuľky

2 strúčiky cesnaku, mleté

1 červená čili papričká, nakrájaná na plátky

1/2 šálky extra panenského olivového oleja

2 polievkové lyžice jablčného octu

2 polievkové lyžice čerstvej citrónovej šťavy

Morská soľ a mleté čierne korenie podľa chuti

2 lyžice čerstvého koriandra, nasekaného

2 lyžice čerstvej petržlenovej vňate, nasekanej

2 lyžice čerstvej bazalky, nasekanej

Inštrukcie

Namočenú fazuľu zalejeme čerstvou studenou vodou a privedieme do varu. Necháme podusiť asi 10 minút. Zapnite oheň a pokračujte vo varení 50 až 55 minút alebo do mäkka.

Nechajte fazuľu úplne vychladnúť a potom ich presuňte do šalátovej misy.

Pridajte zvyšné ingrediencie a premiešajte, aby sa dobre spojili. Dobrú chuť!

Anasazi fazuľa a zeleninový guláš

(Pripravené asi za 1 hodinu | Porcia 3)

Na porciu: Kalórie: 444; Tuky: 15,8 g; Sacharidy: 58,2 g; Bielkoviny: 20,2 g

Obsah

1 šálka fazule Anasazi, namočenej cez noc a scedenej

3 šálky restovaného zeleninového vývaru

1 vavrínový vavrín

1 vetvička tymiánu, nasekaná

1 vetvička rozmarínu, nasekaná

3 polievkové lyžice olivového oleja

1 veľká cibuľa, nakrájaná

2 stonky zeleru, nakrájané

2 mrkvy, nakrájané

2 papriky zbavené jadier a nakrájané

1 zelená paprika zbavená jadierok a nakrájaná

2 strúčiky cesnaku, mleté

Morská soľ a mleté čierne korenie podľa chuti

1 lyžička kajenského korenia

1 lyžička červenej papriky

Inštrukcie

V hrnci uvarte fazuľu Anasazi a vodu. Po uvarení otočte oheň do varu. Pridajte bobkový vavrín, tymian a rozmarín; Nechajte variť asi 50 minút alebo do mäkka.

Medzitým zohrejte olivový olej v hrnci s hrubým dnom na stredne vysokej teplote. Teraz restujte cibuľu, zeler, mrkvu a papriku asi 4 minúty, kým nezmäknú.

Pridajte cesnak a pokračujte v restovaní ďalších 30 sekúnd, kým sa vôňa neuvoľní.

Opraženú zmes pridáme k opečeným fazuľkám. Dochutíme soľou, korením, paprikou a paprikou.

Pokračujte v varení za občasného miešania ďalších 10 minút alebo kým sa všetko neuvarí. Dobrú chuť!

Ľahká a výdatná Shakshuka

(Pripravené asi za 50 minút | Porcia 4)

Na porciu: Kalórie: 324; Tuky: 11,2 g; Sacharidy: 42,2 g; Bielkoviny: 15,8 g

Obsah

2 polievkové lyžice olivového oleja

1 cibuľa, nakrájaná

2 papriky, nakrájané

1 poblano paprika, nasekaná

2 strúčiky cesnaku, mleté

2 paradajky, roztlačené

Morská soľ a korenie podľa chuti

1 lyžička sušenej bazalky

1 lyžička vločiek červenej papriky

1 lyžička červenej papriky

2 bobkové listy

1 šálka cíceru, cez noc namočeného, prepláchnutého a scedeného

3 šálky zeleninového vývaru

2 lyžice čerstvého koriandra, nahrubo nasekaného

Inštrukcie

Zohrejte olivový olej v hrnci na strednom ohni. Za horúca opekáme cibuľu, papriku a cesnak asi 4 minúty, kým nie sú mäkké a aromatické.

Pridajte prelisované paradajky, morskú soľ, čierne korenie, bazalku, papriku, papriku a bobkové listy.

Stíšte oheň a pridajte cícer a zeleninový vývar. Pečieme 45 minút alebo do zmäknutia.

Ochutnajte a upravte koreniny. Rozdeľte svoju Shakshuku do samostatných misiek a ozdobte čerstvým koriandrom a podávajte. Dobrú chuť!

Staromódna paprika

(Pripravené asi za 1 hodinu 30 minút | Porcia 4)

Na porciu: Kalórie: 514; Tuky: 16,4 g; sacharidy: 72 g; Bielkoviny: 25,8 g

Obsah

3/4 libry červenej fazule, namočenej cez noc

2 polievkové lyžice olivového oleja

1 cibuľa, nakrájaná

2 papriky, nakrájané

1 červená paprika, nasekaná

2 rebrá zeleru, nakrájané

2 strúčiky cesnaku, mleté

2 bobkové listy

1 lyžička mletého kmínu

1 lyžička tymiánu, nasekaného

1 lyžička čierneho korenia

20 uncí paradajok, drvených

2 šálky zeleninovej šťavy

1 lyžička údenej papriky

morská soľ podľa chuti

2 lyžice čerstvého koriandra, nasekaného

1 avokádo, zbavené kôstok, ošúpané a nakrájané na plátky

Inštrukcie

Namočenú fazuľu zalejeme čerstvou studenou vodou a privedieme do varu. Necháme podusiť asi 10 minút. Zapnite oheň a pokračujte vo varení 50 až 55 minút alebo do mäkka.

V hrnci s hrubým dnom zohrejte olivový olej na strednom ohni. Za horúca opražte cibuľu, papriku a zeler.

Cesnak, bobkový list, mletú rascu, tymián a čierne korenie restujte asi 1 minútu.

Pridáme na kocky nakrájané paradajky, zeleninový vývar, papriku, soľ a uvarenú fazuľu. Nechajte variť 25 až 30 minút alebo do varenia a pravidelne miešajte.

Podávame ozdobené čerstvým koriandrom a avokádom. Dobrú chuť!

Jednoduchý šalát z červenej šošovice

(Hotové asi za 20 minút + chladenie | Porcia 3)

Na porciu: Kalórie: 295; Tuky: 18,8 g; Sacharidy: 25,2g; Bielkoviny: 8,5 g

Obsah

1/2 šálky červenej šošovice, cez noc namočenú a scedenú

1 ½ šálky vody

1 vetvička rozmarínu

1 bobkový list

1 šálka hroznových paradajok, na polovicu

1 uhorka, nakrájaná na tenké plátky

1 paprika, nakrájaná na tenké plátky

1 strúčik cesnaku, mletý

1 cibuľa, nakrájaná na tenké plátky

2 polievkové lyžice čerstvej citrónovej šťavy

4 polievkové lyžice olivového oleja

Morská soľ a mleté čierne korenie podľa chuti

Inštrukcie

Pridajte červenú šošovicu, vodu, rozmarín a bobkový list do hrnca a priveďte do varu na silnom ohni. Potom priveďte teplo do varu a pokračujte vo varení 20 minút alebo do mäkka.

Šošovicu dáme do šalátovej misy a necháme úplne vychladnúť.

Pridajte zvyšné ingrediencie a premiešajte, aby sa dobre spojili. Podávajte pri izbovej teplote alebo dobre vychladené.

Dobrú chuť!

Cícerový šalát na stredomorský spôsob

(Hotové asi za 40 minút + čas chladenia | Porcia 4)

Na porciu: Kalórie: 468; Tuky: 12,5 g; sacharidy: 73 g; Bielkoviny: 21,8 g

Obsah

2 šálky cíceru, cez noc namočený a scedený

1 perzská uhorka, nakrájaná na plátky

1 šálka cherry paradajok, rozpolená

1 červená paprika zbavená jadierok a nakrájaná na plátky

1 zelená paprika zbavená jadierok a nakrájaná na plátky

1 lyžička lahôdkovej horčice

1 čajová lyžička koriandrových semienok

1 lyžička jalapeňského korenia, mletého

1 polievková lyžica čerstvej citrónovej šťavy

1 polievková lyžica balzamikového octu

1/4 šálky extra panenského olivového oleja

Morská soľ a mleté čierne korenie podľa chuti

2 lyžice čerstvého koriandra, nasekaného

2 lyžice olív Kalamata, zbavených kôstok a nakrájaných na plátky

Inštrukcie

Vložte cícer do hrnca; Zakryte cícer 2 cm vody. Priveďte do varu.

Okamžite priveďte teplo do varu a pokračujte vo varení asi 40 minút alebo do zmäknutia.

Premiestnite cícer do šalátovej misy. Pridajte zvyšné ingrediencie a premiešajte, aby sa dobre spojili. Dobrú chuť!

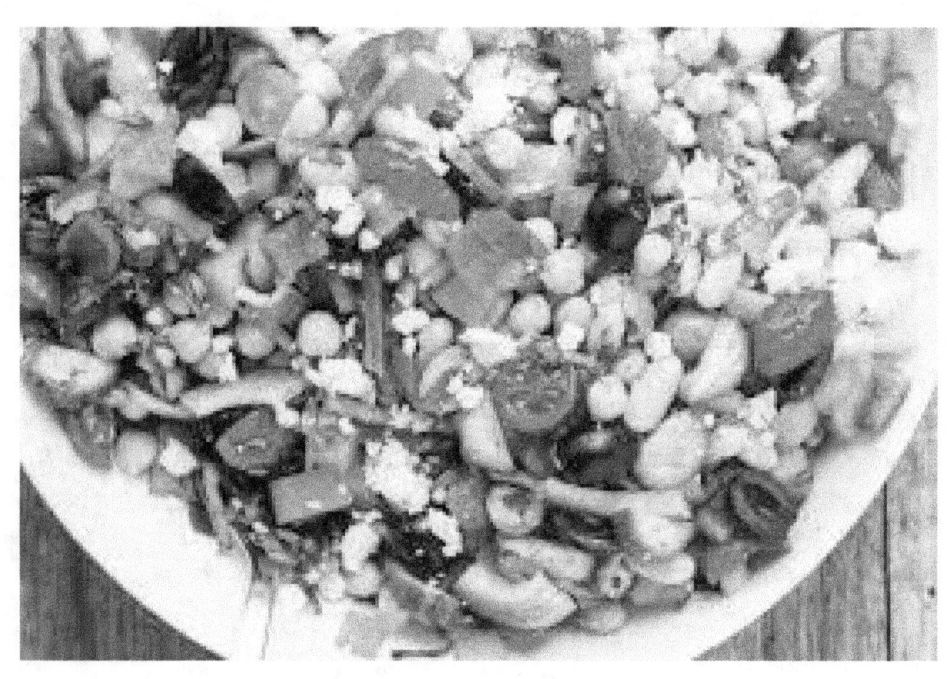

Tradičný toskánsky fazuľový guláš (Ribollita)

(Hotové asi za 25 minút | 5 porcií)

Na porciu: Kalórie: 388; Tuky: 10,3 g; Sacharidy: 57,3 g; Bielkoviny: 19,5 g

Obsah

3 polievkové lyžice olivového oleja

1 stredný pór, nakrájaný

1 list zeleru, nakrájaný

1 cuketa, nakrájaná

1 talianska paprika, nakrájaná na plátky

3 strúčiky cesnaku, rozdrvené

2 bobkové listy

Košer soľ a mleté čierne korenie podľa chuti

1 lyžička kajenského korenia

1 (28 uncí) plechovka paradajok, drvené

2 šálky zeleninovej šťavy

2 (15-uncové) plechovky Fazuľa severná, scedená

2 šálky kapusty Lacinato, nakrájanej na kúsky

1 šálka crostini

Inštrukcie

V hrnci s hrubým dnom zohrejte olivový olej na strednom ohni. Po zohriatí poduste pór, zeler, cuketu a korenie asi 4 minúty.

Cesnak a bobkové listy restujte asi 1 minútu.

Pridajte korenie, paradajky, vývar a konzervované fazule. Za občasného miešania nechajte variť asi 15 minút alebo do varenia.

Pridajte kapustu lacinato a za občasného miešania pokračujte vo varení 4 minúty.

Podávame ozdobené crostini. Dobrú chuť!

Beluga šošovica a zeleninový melanž

(Hotové asi za 25 minút | 5 porcií)

Na porciu: Kalórie: 382; Tuky: 9,3 g; sacharidy: 59 g; Bielkoviny: 17,2 g

Obsah

3 polievkové lyžice olivového oleja

1 cibuľa, nakrájaná

2 papriky zbavené jadier a nakrájané

1 mrkva, nakrájaná na kocky a nakrájaná

1 paštrnák, nakrájaný a nasekaný

1 lyžička zázvoru, mletého

2 strúčiky cesnaku, mleté

Morská soľ a mleté čierne korenie podľa chuti

1 veľká cuketa, nakrájaná na kocky

1 šálka paradajkovej omáčky

1 šálka zeleninovej šťavy

1 ½ šálky šošovice beluga, namočenej cez noc a scedenej

2 šálky švajčiarskeho mangoldu

Inštrukcie

Zahrejte olivový olej v holandskej rúre, kým nezačne prskať. Teraz opečte cibuľu, papriku, mrkvu a paštrnák do mäkka.

Pridajte zázvor a cesnak a pokračujte v restovaní ďalších 30 sekúnd.

Teraz pridajte soľ, korenie, cuketu, paradajkovú omáčku, zeleninový vývar a šošovicu; Pečte asi 20 minút, kým nie je všetko dôkladne uvarené.

Pridajte švajčiarsky mangold; Prikryjeme a necháme dusiť ďalších 5 minút. Dobrú chuť!

Mexické cícerové taco misky

(Pripravené asi za 15 minút | Porcia 4)

Na porciu: Kalórie: 409; Tuky: 13,5 g; Sacharidy: 61,3 g; Bielkoviny: 13,8 g

Obsah

2 polievkové lyžice sezamového oleja

1 červená cibuľa, nakrájaná

1 papričky habanero, mletá

2 strúčiky cesnaku, rozdrvené

2 papriky zbavené jadier a nakrájané na kocky

Morská soľ a mleté čierne korenie

1/2 lyžičky mexického tymiánu

1 lyžička mletého kmínu

2 zrelé paradajky, roztlačené

1 lyžička hnedého cukru

16 uncí konzervovaného cíceru, scedený

4 (8 palcov) múčne tortilly

2 lyžice čerstvého koriandra, nahrubo nasekaného

Inštrukcie

Zohrejte sezamový olej vo veľkej panvici na stredne vysokej teplote. Potom cibuľu restujte 2 až 3 minúty alebo do mäkka.

Pridajte papriku a cesnak a pokračujte v restovaní 1 minútu, alebo kým nezavonia.

Pridajte korenie, paradajky a hnedý cukor a nechajte podusiť. Okamžite priveďte oheň do varu, pridajte konzervovaný cícer a varte ďalších 8 minút alebo do úplného zahriatia.

Opečte si tortilly a obložte ich cícerovou zmesou, ktorú ste si pripravili.

Navrch posypte čerstvým koriandrom a ihneď podávajte. Dobrú chuť!

Ind Dal Makhani

(Pripravené asi za 20 minút | Porcia 6)

Na porciu: Kalórie: 329; Tuky: 8,5 g; Sacharidy: 44,1 g; Bielkoviny: 16,8 g

Obsah

3 polievkové lyžice sezamového oleja

1 veľká cibuľa, nakrájaná

1 paprika zbavená jadierok a nakrájaná

2 strúčiky cesnaku, mleté

1 lyžica zázvoru, strúhaného

2 zelené papriky zbavené jadier a nakrájané

1 čajová lyžička semien rasce

1 vavrínový vavrín

1 čajová lyžička prášku z kurkumy

1/4 lyžičky papriky

1/4 lyžičky mletého nového korenia

1/2 čajovej lyžičky garam masaly

1 šálka paradajkovej omáčky

4 šálky zeleninového vývaru

1 ½ šálky čiernej šošovice, namočenej cez noc a scedenej

4-5 kari listov, na ozdobu

Inštrukcie

Zahrejte sezamový olej v hrnci na stredne vysokú teplotu; Teraz restujte cibuľu a papriku ďalšie 3 minúty, kým nezmäknú.

Pridajte cesnak, zázvor, zelenú papriku, rascu a bobkový vavrín; Pokračujte v restovaní, za častého miešania, 1 minútu alebo kým nebude voňavé.

Zmiešajte zvyšné ingrediencie okrem kari listov. Teraz otočte oheň do varu. Pokračujte vo varení ďalších 15 minút alebo kým nebude dobre uvarená.

Ozdobte kari listami a podávajte horúce!

Miska na fazuľu v mexickom štýle

(Hotové asi za 1 hodinu + čas chladenia | Porcia 6)

Na porciu: Kalórie: 465; Tuky: 17,9 g; Sacharidy: 60,4 g; Bielkoviny: 20,2 g

Obsah

1 libra červenej fazule, cez noc namočená a scedená

1 šálka konzervovaných kukuričných zŕn, scedených

2 pečené papriky, nakrájané na plátky

1 feferónka nakrájaná nadrobno

1 šálka cherry paradajok, rozpolená

1 červená cibuľa, nakrájaná

1/4 šálky čerstvého koriandra, nasekaného

1/4 šálky čerstvej petržlenovej vňate, nasekanej

1 lyžička mexického tymiánu

1/4 šálky červeného vínneho octu

2 polievkové lyžice čerstvej citrónovej šťavy

1/3 šálky extra panenského olivového oleja

Morská soľ a mletá čierna podľa chuti

1 avokádo, olúpané, zbavené kôstok a nakrájané na plátky

Inštrukcie

Namočenú fazuľu zalejeme čerstvou studenou vodou a privedieme do varu. Necháme podusiť asi 10 minút. Zapnite oheň a pokračujte vo varení 50 až 55 minút alebo do mäkka.

Nechajte fazuľu úplne vychladnúť a potom ich presuňte do šalátovej misy.

Pridajte zvyšné ingrediencie a premiešajte, aby sa dobre spojili. Podávajte pri izbovej teplote.

Dobrú chuť!

Klasická talianska Minestrone

(Hotové asi za 30 minút | 5 porcií)

Na porciu: Kalórie: 305; Tuky: 8,6 g; Sacharidy: 45,1 g; Bielkoviny: 14,2 g

Obsah

2 polievkové lyžice olivového oleja

1 veľká cibuľa, nakrájaná

2 mrkvy, nakrájané na plátky

4 strúčiky cesnaku, mleté

1 šálka lakťových makarónov

5 šálok zeleninového vývaru

1 (15 uncí) plechovka bielej fazule, scedená

1 veľká cuketa, nakrájaná na kocky

1 (28 uncí) plechovka paradajok, drvené

1 lyžica čerstvých tymianových lístkov, nasekaných

1 lyžica čerstvých bazalkových lístkov, nasekaných

1 lyžica čerstvej talianskej petržlenovej vňate, nasekanej

Inštrukcie

Zahrejte olivový olej v holandskej rúre, kým nezačne prskať. Teraz orestujte cibuľu a mrkvu do mäkka.

Pridajte cesnak, nevarené cestoviny a vodu; Necháme podusiť asi 15 minút.

Vmiešame fazuľu, cuketu, paradajky a bylinky. Pokračujte vo varení prikryté asi 10 minút, kým nie je všetko dobre uvarené.

V prípade potreby ozdobte niekoľkými bylinkami navyše. Dobrú chuť!

Guláš zo zelenej šošovice s kapustou

(Hotové asi za 30 minút | 5 porcií)

Na porciu: Kalórie: 415; Tuky: 6,6 g; sacharidy: 71 g; Bielkoviny: 18,4 g

Obsah

2 polievkové lyžice olivového oleja

1 cibuľa, nakrájaná

2 sladké zemiaky, ošúpané a nakrájané

1 paprika, nasekaná

2 mrkvy, nakrájané

1 paštrnák, nasekaný

1 zeler, nakrájaný

2 strúčiky cesnaku

1 ½ šálky zelenej šošovice

1 polievková lyžica zmesi talianskych bylín

1 šálka paradajkovej omáčky

5 šálok zeleninového vývaru

1 šálka mrazenej kukurice

1 šálka kelu, nakrájaného na kúsky

Inštrukcie

Zahrejte olivový olej v holandskej rúre, kým nezačne prskať. Teraz opečte cibuľu, sladké zemiaky, papriku, mrkvu, paštrnák a zeler do mäkka.

Pridajte cesnak a pokračujte v restovaní ďalších 30 sekúnd.

Teraz pridajte zelenú šošovicu, zmes talianskych bylín, paradajkovú omáčku a zeleninový vývar; Pečte asi 20 minút, kým nie je všetko dôkladne uvarené.

Pridajte mrazenú kukuricu a límcovú zeleninu; Prikryjeme a necháme dusiť ďalších 5 minút. Dobrú chuť!

Cícerová záhradná zeleninová zmes

(Pripravené asi za 30 minút | Porcia 4)

Na porciu: Kalórie: 369; Tuky: 18,1 g; Sacharidy: 43,5 g; Bielkoviny: 13,2 g

Obsah

2 polievkové lyžice olivového oleja

1 cibuľu nakrájanú nadrobno

1 paprika, nasekaná

1 feniklová cibuľka, nasekaná

3 strúčiky cesnaku, mleté

2 zrelé paradajky, roztlačené

2 lyžice čerstvej petržlenovej vňate, nasekanej nahrubo

2 lyžice čerstvej bazalky, nahrubo nasekanej

2 lyžice čerstvého koriandra, nahrubo nasekaného

2 šálky zeleninovej šťavy

14 uncí konzervovaného cíceru, scedený

Košer soľ a mleté čierne korenie podľa chuti

1/2 lyžičky kajenského korenia

1 lyžička červenej papriky

1 avokádo, olúpané a nakrájané na plátky

Inštrukcie

V hrnci s hrubým dnom zohrejte olivový olej na strednom ohni. Po zahriatí opražte cibuľu, papriku a feniklovú cibuľu asi 4 minúty.

Cesnak restujte asi 1 minútu alebo kým sa neuvoľní aróma.

Pridajte paradajky, čerstvé bylinky, vývar, cícer, soľ, korenie, papriku a papriku. Za občasného miešania nechajte variť asi 20 minút alebo do varenia.

Ochutnajte a upravte koreniny. Podávame ozdobené plátkami čerstvého avokáda. Dobrú chuť!

Horúca fazuľová omáčka

(Hotové asi za 30 minút | Porcia 10)

Na porciu: Kalórie: 175; Tuky: 4,7 g; Sacharidy: 24,9 g; Bielkoviny: 8,8 g

Obsah

2 (15-uncové) plechovky Fazuľa severná, scedená

2 polievkové lyžice olivového oleja

2 lyžice omáčky Sriracha

2 polievkové lyžice výživných kvasníc

4 unce vegánskeho smotanového syra

1/2 lyžičky papriky

1/2 lyžičky kajenského korenia

1/2 lyžičky mletého kmínu

Morská soľ a mleté čierne korenie podľa chuti

4 unce tortillových lupienkov

Inštrukcie

Začnite predhriatím rúry na 360 stupňov F.

Všetky ingrediencie okrem tortillových lupienkov premiešajte v kuchynskom robote, kým nedosiahnete požadovanú konzistenciu.

Pečieme v predhriatej rúre asi 25 minút alebo do zohriatia.

Podávajte s tortilla chipsami a užívajte si!

Sójový šalát na čínsky spôsob

(Pripravené asi za 10 minút | Porcia 4)

Na porciu: Kalórie: 265; Tuky: 13,7 g; sacharidy: 21 g; bielkoviny: 18 g

Obsah

1 (15 uncí) konzerva sójových bôbov, scedené

1 šálka rukoly

1 šálka baby špenátu

1 šálka nasekanej zelenej kapusty

1 cibuľa, nakrájaná na tenké plátky

1/2 lyžičky cesnaku, mletého

1 lyžička zázvoru, mletého

1/2 lyžičky lahôdkovej horčice

2 polievkové lyžice sójovej omáčky

1 polievková lyžica ryžového octu

1 polievková lyžica citrónovej šťavy

2 polievkové lyžice tahini

1 lyžička agávového sirupu

Inštrukcie

Vložte sójové bôby, rukolu, špenát, kapustu a cibuľu do šalátovej misy; Hádzať kombinovať.

Zvyšné ingrediencie na omáčku vyšľaháme v malej miske.

Šalát ozdobte a ihneď podávajte. Dobrú chuť!

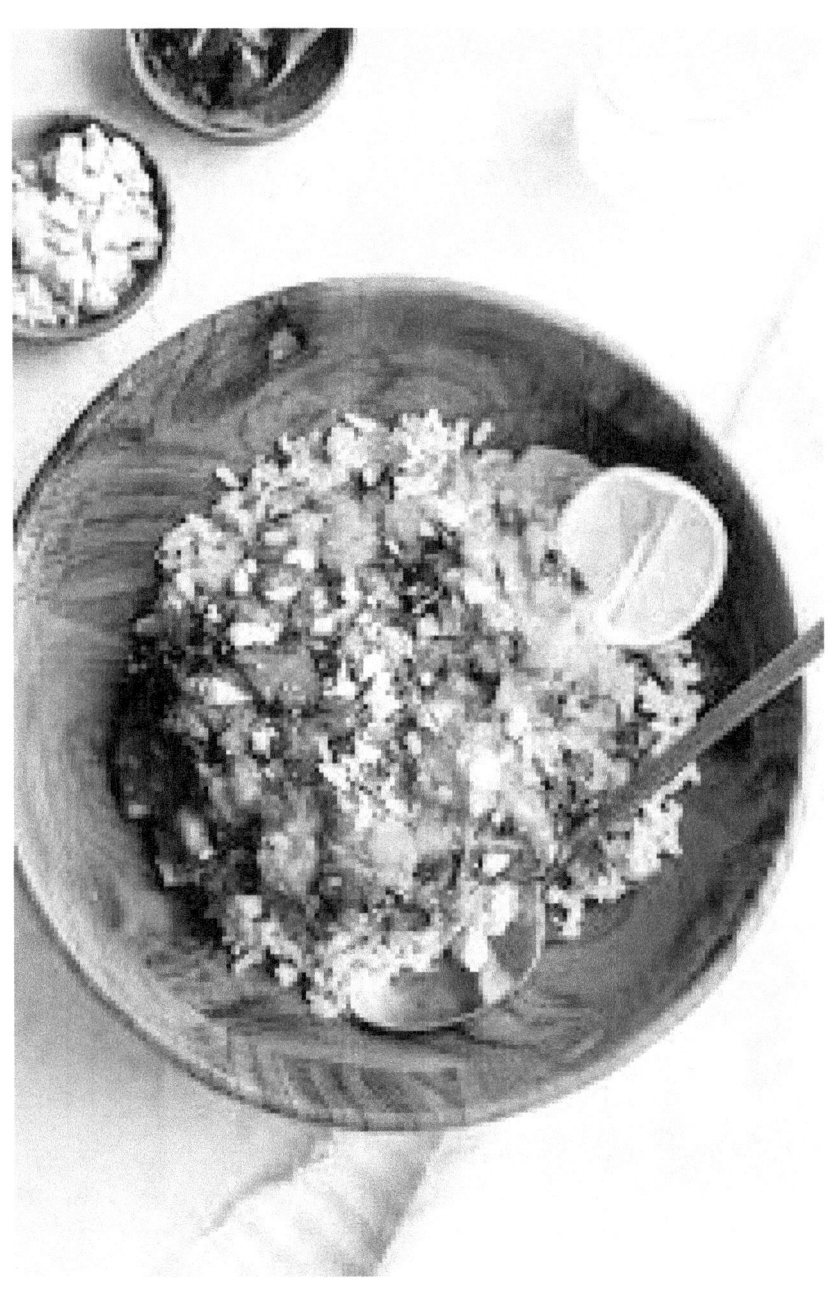

Staromódny šošovicový a zeleninový guláš

(Hotové asi za 25 minút | 5 porcií)

Na porciu: Kalórie: 475; Tuky: 17,3 g; Sacharidy: 61,4 g; Bielkoviny: 23,7 g

Obsah

3 polievkové lyžice olivového oleja

1 veľká cibuľa, nakrájaná

1 mrkva, nakrájaná

1 paprika, nasekaná

1 papričká habanero, nasekaná

3 strúčiky cesnaku, mleté

Košer soľ a korenie podľa chuti

1 lyžička mletého kmínu

1 lyžička údenej papriky

1 (28 uncí) plechovka paradajok, drvené

2 polievkové lyžice paradajkového kečupu

4 šálky zeleninového vývaru

3/4 libry sušenej červenej šošovice, cez noc namočené a scedené

1 avokádo, nakrájané na plátky

Inštrukcie

V hrnci s hrubým dnom zohrejte olivový olej na strednom ohni. Po rozohriatí cibuľku, mrkvu a papriku restujte asi 4 minúty.

Cesnak restujte asi 1 minútu.

Pridajte korenie, paradajky, kečup, vývar a konzervovanú šošovicu. Za občasného miešania nechajte variť asi 20 minút alebo do varenia.

Podávame ozdobené plátkami avokáda. Dobrú chuť!

Indická Chana Masala

(Pripravené asi za 15 minút | Porcia 4)

Na porciu: Kalórie: 305; Tuky: 17,1 g; Sacharidy: 30,1g; Bielkoviny: 9,4 g

Obsah

1 šálka paradajok, prelisovaných

1 kašmírska čili paprič\ka, nasekaná

1 veľká šalotka, nasekaná

1 lyžička čerstvého zázvoru, ošúpaného a nastrúhaného

4 polievkové lyžice olivového oleja

2 strúčiky cesnaku, mleté

1 čajová lyžička koriandrových semienok

1 čajová lyžička garam masala

1/2 čajovej lyžičky prášku z kurkumy

Morská soľ a mleté čierne korenie podľa chuti

1/2 šálky zeleninového vývaru

16 uncí konzervovaného cíceru

1 polievková lyžica čerstvej citrónovej šťavy

Inštrukcie

V mixéri alebo kuchynskom robote rozdrvte paradajky, kašmírske čili papričky, šalotku a zázvor na pastu.

V hrnci zohrejte olivový olej na strednom ohni. Za horúca povaríme pripravenú pastu a cesnak asi 2 minúty.

Pridáme zvyšné korenie, vývar a cícer. Oheň prepnite do varu. Pokračujte vo varení ďalších 8 minút alebo do úplného uvarenia.

Odstráňte z tepla. Každú porciu pokvapkáme čerstvou citrónovou šťavou. Dobrú chuť!

Paštéta z červenej fazule

(Pripravené asi za 10 minút | Porcia 8)

Na porciu: Kalórie: 135; Tuky: 12,1 g; Sacharidy: 4,4g; Bielkoviny: 1,6 g

Obsah

2 polievkové lyžice olivového oleja

1 cibuľa, nakrájaná

1 paprika, nasekaná

2 strúčiky cesnaku, mleté

2 šálky červenej fazule, uvarenej a scedenej

1/4 šálky olivového oleja

1 lyžička kamennej mletej horčice

2 lyžice čerstvej petržlenovej vňate, nasekanej

2 lyžice čerstvej bazalky, nasekanej

Morská soľ a mleté čierne korenie podľa chuti

Inštrukcie

V hrnci zohrejte olivový olej na stredne vysokej teplote. Teraz uvarte cibuľu, korenie a cesnak do mäkka alebo asi 3 minúty.

Pridajte restovanú zmes do mixéra; Pridajte zvyšné ingrediencie. Suroviny rozmixujte v mixéri alebo kuchynskom robote, kým nebudú hladké a krémové.

Dobrú chuť!

Miska hnedej šošovice

(Hotové asi za 20 minút + chladenie | Porcia 4)

Na porciu: Kalórie: 452; Tuky: 16,6 g; Sacharidy: 61,7 g; Bielkoviny: 16,4 g

Obsah

1 šálka hnedej šošovice, namočenej cez noc a scedenej

3 poháre vody

2 šálky hnedej ryže, uvarenej

1 cuketa, nakrájaná

1 červená cibuľa, nakrájaná

1 lyžička cesnaku, mletého

1 uhorka, nakrájaná na plátky

1 paprika, nakrájaná na plátky

4 polievkové lyžice olivového oleja

1 polievková lyžica ryžového octu

2 polievkové lyžice citrónovej šťavy

2 polievkové lyžice sójovej omáčky

1/2 lyžičky sušeného tymiánu

1/2 lyžičky mletého kmínu

Morská soľ a mleté čierne korenie podľa chuti

2 šálky rukoly

2 šálky rímskeho šalátu, nakrájaného na kúsky

Inštrukcie

Pridajte hnedú šošovicu a vodu do hrnca a priveďte do varu na vysokej teplote. Potom priveďte teplo do varu a pokračujte vo varení 20 minút alebo do mäkka.

Šošovicu dáme do šalátovej misy a necháme úplne vychladnúť.

Pridajte zvyšné ingrediencie a premiešajte, aby sa dobre spojili. Podávajte pri izbovej teplote alebo dobre vychladené. Dobrú chuť!

Horúca a pikantná fazuľová polievka Anasazi

(Pripravené asi za 1 hodinu a 10 minút | Porcia 5)

Na porciu: Kalórie: 352; Tuky: 8,5 g; Sacharidy: 50,1g; Bielkoviny: 19,7 g

Obsah

2 šálky fazule Anasazi, cez noc namočené, scedené a opláchnuté

8 pohárov vody

2 bobkové listy

3 polievkové lyžice olivového oleja

2 stredné cibule, nakrájané

2 papriky, nakrájané

1 paprička habanero, nasekaná

3 strúčiky cesnaku, lisované alebo mleté

Morská soľ a mleté čierne korenie podľa chuti

Inštrukcie

V hrnci na polievku uvarte fazuľu Anasazi a vodu. Po uvarení otočte oheň do varu. Pridajte bobkové listy a varte asi 1 hodinu alebo do mäkka.

Medzitým zohrejte olivový olej v hrnci s hrubým dnom na stredne vysokej teplote. Teraz restujte cibuľu, korenie a cesnak asi 4 minúty, kým nezmäknú.

Opraženú zmes pridáme k opečeným fazuľkám. Dochutíme soľou a korením.

Pokračujte v varení za občasného miešania ďalších 10 minút alebo kým sa všetko neuvarí. Dobrú chuť!

Čiernooký hrachový šalát (Ñebbe)

(Približne 1 hodina pripravená | 5 porcií)

Na porciu: Kalórie: 471; Tuky: 17,5 g; Sacharidy: 61,5 g; Bielkoviny: 20,6 g

Obsah

2 šálky sušenej fazule, cez noc namočenej a scedenej

2 lyžice bazalkových listov, nasekaných

2 lyžice petržlenovej vňate, nasekané

1 šalotka, nasekaná

1 uhorka, nakrájaná na plátky

2 papriky zbavené jadier a nakrájané na kocky

1 čili papričká Scotch bonnet zbavená semienok a nakrájaná nadrobno

1 šálka cherry paradajok nakrájaných na štvrtiny

Morská soľ a mleté čierne korenie podľa chuti

2 polievkové lyžice čerstvej citrónovej šťavy

1 polievková lyžica jablčného octu

1/4 šálky extra panenského olivového oleja

1 avokádo, olúpané, zbavené kôstok a nakrájané na plátky

Inštrukcie

Čiernooký hrášok zakryte dostatočným množstvom vody, aby dosiahol 2 palce a priveďte do varu. Necháme podusiť asi 15 minút.

Potom priveďte oheň do varu asi 45 minút. Necháme úplne vychladnúť.

Vložte fazuľu do šalátovej misy. Pridajte bazalku, petržlenovú vňať, šalotku, uhorku, papriku, cherry paradajky, soľ a korenie.

V miske vyšľaháme citrónovú šťavu, ocot a olivový olej.

Šalát ozdobíme, ozdobíme čerstvým avokádom a ihneď podávame. Dobrú chuť!

Mamina slávna paprika

(Pripravené asi za 1 hodinu a 30 minút | Porcia 5)

Na porciu: Kalórie: 455; Tuky: 10,5 g; Sacharidy: 68,6 g; Bielkoviny: 24,7 g

Obsah

1 libra červenej čiernej fazule, cez noc namočená a scedená

3 polievkové lyžice olivového oleja

1 veľká červená cibuľa, nakrájaná

2 papriky, nakrájané

1 paprika poblano, mletá

1 veľká mrkva, nakrájaná na kocky a nakrájaná

2 strúčiky cesnaku, mleté

2 bobkové listy

1 lyžička zmiešaného čierneho korenia

Kóšer soľ a kajenské korenie podľa chuti

1 polievková lyžica červenej papriky

2 zrelé paradajky, roztlačené

2 polievkové lyžice paradajkového kečupu

3 šálky zeleninového vývaru

Inštrukcie

Namočenú fazuľu zalejeme čerstvou studenou vodou a privedieme do varu. Necháme podusiť asi 10 minút. Zapnite oheň a pokračujte vo varení 50 až 55 minút alebo do mäkka.

V hrnci s hrubým dnom zohrejte olivový olej na strednom ohni. Po rozohriatí podusíme cibuľu, papriku a mrkvu.

Cesnak restujte asi 30 sekúnd alebo kým nebude aromatický.

Pridajte zvyšné ingrediencie spolu s uvarenými fazuľkami. Nechajte variť 25 až 30 minút alebo do varenia a pravidelne miešajte.

Zlikvidujte bobkové listy, vložte do samostatných misiek a podávajte horúce!

Krémový cícerový šalát s borovicovými pistáciami

(Pripravené asi za 10 minút | Porcia 4)

Na porciu: Kalórie: 386; Tuky: 22,5 g; Sacharidy: 37,2 g; Bielkoviny: 12,9 g

Obsah

16 uncí konzervovaného cíceru, scedený

1 lyžička cesnaku, mletého

1 šalotka, nasekaná

1 šálka cherry paradajok, rozpolená

1 paprika zbavená jadierok a nakrájaná na plátky

1/4 šálky čerstvej bazalky, nasekanej

1/4 šálky čerstvej petržlenovej vňate, nasekanej

1/2 šálky vegánskej majonézy

1 polievková lyžica citrónovej šťavy

1 lyžička kapary, scedené

Morská soľ a mleté čierne korenie podľa chuti

2 unce píniových oriéškov

Inštrukcie

Vložte cícer, zeleninu a bylinky do šalátovej misy.

Pridajte majonézu, citrónovú šťavu, kapary, soľ a korenie. Zmiešajte, aby sa spojili.

Ozdobte píniovými orieškami a ihneď podávajte. Dobrú chuť!

Miska Budhu z čiernej fazule

(Pripravené asi za 1 hodinu | Porcia 4)

Na porciu: Kalórie: 365; Tuky: 14,1 g; Sacharidy: 45,6 g; Bielkoviny: 15,5 g

Obsah

1/2 libry čiernej fazule, cez noc namočené a scedené

2 šálky hnedej ryže, uvarenej

1 stredná cibuľa, nakrájaná na tenké plátky

1 šálka papriky, semená odstránené a nakrájané

1 paprička jalapeno zbavená semienok a nakrájaná na plátky

2 strúčiky cesnaku, mleté

1 šálka rukoly

1 šálka baby špenátu

1 lyžička citrónovej kôry

1 polievková lyžica dijonskej horčice

1/4 šálky červeného vínneho octu

1/4 šálky extra panenského olivového oleja

2 polievkové lyžice agávového sirupu

Ochutnajte vločkovú morskú soľ a mleté čierne korenie

1/4 šálky čerstvej talianskej petržlenovej vňate, nahrubo nasekanej

Inštrukcie

Namočenú fazuľu zalejeme čerstvou studenou vodou a privedieme do varu. Necháme podusiť asi 10 minút. Zapnite oheň a pokračujte vo varení 50 až 55 minút alebo do mäkka.

Na servírovanie oddeľte fazuľu a ryžu do servírovacích misiek; Naplňte ju zeleninou.

V malej miske dobre premiešajte citrónovú kôru, horčicu, ocot, olivový olej, agávový sirup, soľ a korenie. Šalát pokvapkáme.

Ozdobte čerstvou talianskou petržlenovou vňaťou. Dobrú chuť!

Cícerová kastról z Blízkeho východu

(Pripravené asi za 20 minút | Porcia 4)

Na porciu: Kalórie: 305; Tuky: 11,2 g; Sacharidy: 38,6 g; Bielkoviny: 12,7 g

Obsah

1 cibuľa, nakrájaná

1 feferónka, nasekaná

2 strúčiky cesnaku, nasekané

1 lyžička horčičných semienok

1 čajová lyžička koriandrových semienok

1 bobkový list

1/2 šálky paradajkového pretlaku

2 polievkové lyžice olivového oleja

1 list zeleru, nakrájaný

2 stredné mrkvy, nakrájané na kocky a nakrájané

2 šálky zeleninovej šťavy

1 lyžička mletého kmínu

1 malá tyčinka škorice

16 uncí konzervovaného cíceru, scedený

2 šálky mangoldu, nakrájaného na kúsky

Inštrukcie

V mixéri alebo kuchynskom robote rozmixujte cibuľu, feferónku, cesnak, horčičné semienko, koriandrové semienko, bobkový list a paradajkový pretlak na pastu.

Zohrejte olivový olej v hrnci, kým nezačne prskať. Teraz varte zeler a mrkvu asi 3 minúty alebo kým nezmäknú. Pridajte paradajkovú pastu a pokračujte vo varení ďalšie 2 minúty.

Potom pridajte zeleninový vývar, rascu, škoricu a cícer; Priveďte do mierneho varu.

Oheň dajte do varu a varte 6 minút; Priložte mangold a pokračujte vo varení ďalších 4 až 5 minút, alebo kým listy nezvädnú. Podávajte horúce a užívajte si!

Šošovicová a paradajková omáčka

(Pripravené asi za 10 minút | Porcia 8)

Na porciu: Kalórie: 144; Tuky: 4,5 g; Sacharidy: 20,2 g; Bielkoviny: 8,1 g

Obsah

16 uncí šošovice, uvarenej a scedenej

4 lyžice sušených paradajok, nakrájaných

1 šálka paradajkovej pasty

4 polievkové lyžice tahini

1 lyžička kamennej mletej horčice

1 lyžička mletého kmínu

1/4 lyžičky mletého bobkového listu

1 lyžička vločiek červenej papriky

Morská soľ a mleté čierne korenie podľa chuti

Inštrukcie

Zmiešajte všetky ingrediencie pomocou mixéra alebo kuchynského robota, kým nedosiahnete požadovanú konzistenciu.

Vložte ju do chladničky, kým nebude pripravená na podávanie.

Podávame s opečenými plátkami pita alebo zeleninovými tyčinkami. Užite si to!

Krémový šalát zo zeleného hrášku

(Hotové asi za 10 minút + čas chladenia | 6 porcií)

Na porciu: Kalórie: 154; Tuky: 6,7 g; Sacharidy: 17,3 g; Bielkoviny: 6,9 g

Obsah

2 (14,5 uncí) plechovky zeleného hrášku, scedené

1/2 šálky vegánskej majonézy

1 lyžička dijonskej horčice

2 lyžice nasekanej jarnej cibuľky

2 kyslé uhorky, nasekané

1/2 šálky marinovaných húb, nakrájaných a scedených

1/2 lyžičky cesnaku, mletého

Morská soľ a mleté čierne korenie podľa chuti

Inštrukcie

Vložte všetky ingrediencie do šalátovej misy. Jemne premiešajte, aby sa spojili.

Vložte šalát do chladničky, kým nebude pripravený na podávanie.

Dobrú chuť!

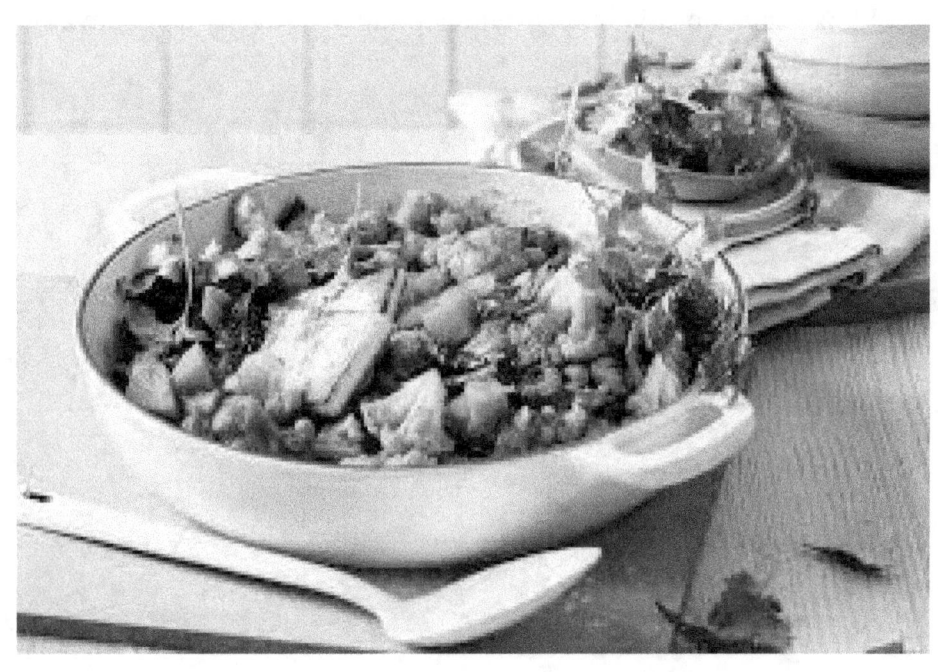

Stredný východ Za'atar Hummus

(Pripravené asi za 10 minút | Porcia 8)

Na porciu: Kalórie: 140; Tuky: 8,5 g; Sacharidy: 12,4g; Bielkoviny: 4,6 g

Obsah

10 uncí cíceru, uvareného a scedeného

1/4 šálky tahini

2 polievkové lyžice extra panenského olivového oleja

2 polievkové lyžice nasekaných sušených paradajok

1 citrón, čerstvo vytlačený

2 strúčiky cesnaku, mleté

Košer soľ a mleté čierne korenie podľa chuti

1/2 lyžičky údenej papriky

1 lyžička Zatar

Inštrukcie

Všetky ingrediencie vyšľahajte v kuchynskom robote, kým nebudú krémové a homogénne.

Vložte ju do chladničky, kým nebude pripravená na podávanie.

Dobrú chuť!

Šošovicový šalát s píniovými orieškami

(Hotové asi za 20 minút + chladenie | Porcia 3)

Na porciu: Kalórie: 332; Tuky: 19,7 g; Sacharidy: 28,2 g; Bielkoviny: 12,2 g

Obsah

1/2 šálky hnedej šošovice

1 ½ šálky zeleninového vývaru

1 mrkva, nakrájaná na zápalky

1 malá cibuľa, nakrájaná

1 uhorka, nakrájaná na plátky

2 strúčiky cesnaku, mleté

3 polievkové lyžice extra panenského olivového oleja

1 lyžica červeného vínneho octu

2 polievkové lyžice citrónovej šťavy

2 lyžice bazalky, nasekanej

2 lyžice petržlenovej vňate, nasekanej

2 lyžice nasekanej pažítky

Morská soľ a mleté čierne korenie podľa chuti

2 lyžice píniových oriešKov, nahrubo nasekaných

Inštrukcie

Pridajte hnedú šošovicu a zeleninový vývar do hrnca a priveďte do varu na silnom ohni. Potom priveďte teplo do varu a pokračujte vo varení 20 minút alebo do mäkka.

Vložte šošovicu do šalátovej misy.

Pridajte zeleninu a premiešajte, aby sa dobre spojila. V miske vyšľaháme olej, ocot, citrónovú šťavu, bazalku, petržlenovú vňať, pažítku, soľ a korenie.

Ozdobte svoj šalát, ozdobte píniovými orieškami a podávajte pri izbovej teplote. Dobrú chuť!

Horúci fazuľový šalát Anasazi

(Približne 1 hodina pripravená | 5 porcií)

Na porciu: Kalórie: 482; Tuky: 23,1 g; Sacharidy: 54,2 g; Bielkoviny: 17,2 g

Obsah

2 šálky fazule Anasazi, cez noc namočené, scedené a opláchnuté

6 pohárov vody

1 poblano paprika, nasekaná

1 cibuľa, nakrájaná

1 šálka cherry paradajok, rozpolená

2 šálky zmiešanej zeleniny, v tonách kúskov

Obliekanie:

1 lyžička cesnaku, nasekaný

1/2 šálky extra panenského olivového oleja

1 polievková lyžica citrónovej šťavy

2 polievkové lyžice červeného vínneho octu

1 lyžica kamennej mletej horčice

1 polievková lyžica sójovej omáčky

1/2 lyžičky sušeného tymiánu

1/2 lyžičky sušenej bazalky

Morská soľ a mleté čierne korenie podľa chuti

Inštrukcie

V hrnci uvarte fazuľu Anasazi a vodu. Po uvarení znížime plameň a varíme asi 1 hodinu alebo do mäkka.

Uvarenú fazuľu precedíme a dáme do šalátovej misy; Pridajte ostatné ingrediencie na šalát.

Potom v malej miske premiešajte všetky ingrediencie omáčky, kým sa dobre nerozmiešajú. Šalát si oblečte a premiešajte. Podávajte pri izbovej teplote a užívajte si!

Tradičný guláš Mnazaleh

(Pripravené asi za 25 minút | Porcia 4)

Na porciu: Kalórie: 439; Tuky: 24 g; Sacharidy: 44,9 g; Bielkoviny: 13,5 g

Obsah

4 polievkové lyžice olivového oleja

1 cibuľa, nakrájaná

1 veľký baklažán, ošúpaný a nakrájaný na kocky

1 šálka mrkvy, nakrájaná

2 strúčiky cesnaku, mleté

2 veľké paradajky, roztlačené

1 čajová lyžička Korenia

2 šálky zeleninovej šťavy

14 uncí konzervovaného cíceru, scedený

Košer soľ a mleté čierne korenie podľa chuti

1 stredné avokádo, zbavené kôstok, olúpané a nakrájané na plátky

Inštrukcie

V hrnci s hrubým dnom zohrejte olivový olej na strednom ohni. Po rozohriatí cibuľku, baklažán a mrkvu restujte asi 4 minúty.

Cesnak restujte asi 1 minútu alebo kým sa neuvoľní aróma.

Pridajte paradajky, korenie, vývar a konzervovaný cícer. Za občasného miešania nechajte variť asi 20 minút alebo do varenia.

Dochutíme soľou a korením. Podávame ozdobené plátkami čerstvého avokáda. Dobrú chuť!

Pepperoni pasta z červenej šošovice

(Pripravené asi za 25 minút | Porcia 9)

Na porciu: Kalórie: 193; Tuky: 8,5 g; Sacharidy: 22,3 g; Bielkoviny: 8,5 g

Obsah

1 ½ šálky červenej šošovice, namočenej cez noc a scedenej

4 ½ šálky vody

1 vetvička rozmarínu

2 bobkové listy

2 pečené papriky zbavené jadierok a nakrájané

1 šalotka, nasekaná

2 strúčiky cesnaku, mleté

1/4 šálky olivového oleja

2 polievkové lyžice tahini

Morská soľ a mleté čierne korenie podľa chuti

Inštrukcie

Pridajte červenú šošovicu, vodu, rozmarín a bobkové listy do hrnca a priveďte do varu na silnom ohni. Potom priveďte teplo do varu a pokračujte vo varení 20 minút alebo do mäkka.

Vložte šošovicu do kuchynského robota.

Pridajte zvyšné ingrediencie a spracujte, kým sa všetko dobre nespojí.

Dobrú chuť!

Vo woku vyprážaný pikantný snehový hrášok

(Pripravené asi za 10 minút | Porcia 4)

Na porciu: Kalórie: 196; Tuky: 8,7 g; sacharidy: 23 g; Bielkoviny: 7,3 g

Obsah

2 polievkové lyžice sezamového oleja

1 cibuľa, nakrájaná

1 mrkva, nakrájaná na kocky a nakrájaná

1 lyžička zázvorovo-cesnakovej pasty

1 kilogram snehového hrášku

Sečuánske korenie podľa chuti

1 čajová lyžička omáčky Sriracha

2 polievkové lyžice sójovej omáčky

1 polievková lyžica ryžového octu

Inštrukcie

Zohrejte sezamový olej vo woku, kým nezačne prskať. Teraz smažte cibuľu a mrkvu 2 minúty alebo do chrumkava.

Pridajte zázvorovo-cesnakovú pastu a pokračujte vo varení ďalších 30 sekúnd.

Pridajte snehový hrášok a na prudkom ohni opekajte asi 3 minúty, kým zľahka nezuhoľnie.

Potom pridajte korenie, Srirachu, sójovú omáčku a ryžový ocot a miešajte ešte 1 minútu. Podávajte ihneď a vychutnajte si!

Rýchle denné čili

(Pripravené asi za 35 minút | Porcia 5)

Na porciu: Kalórie: 345; Tuky: 8,7 g; Sacharidy: 54,5 g; Bielkoviny: 15,2 g

Obsah

2 polievkové lyžice olivového oleja

1 veľká cibuľa, nakrájaná

1 list zeleru, olúpaný a nakrájaný

1 mrkva, nakrájaná na kocky a nakrájaná

1 sladký zemiak, ošúpaný a nakrájaný

3 strúčiky cesnaku, mleté

1 paprička jalapeňo, mletá

1 lyžička kajenského korenia

1 čajová lyžička koriandrových semienok

1 lyžička semien feniklu

1 lyžička červenej papriky

2 šálky varených paradajok, rozdrvených

2 polievkové lyžice paradajkového kečupu

2 čajové lyžičky granúl vegánskeho bujónu

1 pohár vody

1 šálka krémovej cibuľovej polievky

2 libry fazule z konzervy, scedené

1 limetka, nakrájaná na plátky

Inštrukcie

V hrnci s hrubým dnom zohrejte olivový olej na strednom ohni. Za horúca opražte cibuľu, zeler, mrkvu a batáty asi 4 minúty.

Cesnak a papričky jalapeno opečte asi 1 minútu.

Pridajte korenie, paradajky, kečup, vegánsky bujónový granulát, vodu, cibuľovú polievku a konzervu fazule. Za občasného miešania nechajte variť asi 30 minút alebo do varenia.

Podávame ozdobené kolieskami limetky. Dobrú chuť!

Krémový cowpea šalát

(Približne 1 hodina pripravená | 5 porcií)

Na porciu: Kalórie: 325; Tuky: 8,6 g; Sacharidy: 48,2 g; Bielkoviny: 17,2 g

Obsah

1 ½ šálky čiernookého hrášku, cez noc namočeného a scedeného

4 stonky jarnej cibuľky, nakrájané na plátky

1 mrkva, julienned

1 šálka nasekanej zelenej kapusty

2 papriky zbavené jadier a nakrájané

2 stredné paradajky, nakrájané

1 polievková lyžica nasekaných sušených paradajok

1 lyžička cesnaku, mletého

1/2 šálky vegánskej majonézy

1 polievková lyžica citrónovej šťavy

1/4 šálky bieleho vínneho octu

Morská soľ a mleté čierne korenie podľa chuti

Inštrukcie

Čiernooký hrášok zakryte dostatočným množstvom vody, aby dosiahol 2 palce a priveďte do varu. Necháme podusiť asi 15 minút.

Potom priveďte oheň do varu asi 45 minút. Necháme úplne vychladnúť.

Vložte fazuľu do šalátovej misy. Pridajte zvyšné ingrediencie a premiešajte, aby sa dobre spojili. Dobrú chuť!

Avokádo plnené cícerom

(Pripravené asi za 10 minút | Porcia 4)

Na porciu: Kalórie: 205; Tuky: 15,2 g; Sacharidy: 16,8 g; Bielkoviny: 4,1 g

Obsah

2 avokáda, odkôstkované a prekrojené na polovice

1/2 citróna, čerstvo vylisovaného

4 lyžice nasekanej jarnej cibuľky

1 strúčik cesnaku, mletý

1 stredná paradajka, nakrájaná

1 paprika zbavená jadierok a nakrájaná

1 červená paprika zbavená jadierok a nakrájaná

2 unce cíceru, vareného alebo mletého, scedeného

Košer soľ a mleté čierne korenie podľa chuti

Inštrukcie

Vezmite si avokádo na servírovací tanier. Každé avokádo pokvapkáme citrónovou šťavou.

V miske jemne premiešajte zvyšné ingrediencie na plnku, kým sa dobre nespoja.

Avokádo naplníme pripravenou zmesou a ihneď podávame. Dobrú chuť!

Čierna fazuľová polievka

(Pripravené asi za 1 hodinu a 50 minút | Porcia 4)

Na porciu: Kalórie: 505; Tuky: 11,6 g; Sacharidy: 80,3 g; Bielkoviny: 23,2 g

Obsah

2 šálky čiernej fazule, cez noc namočené a scedené

1 vetvička tymiánu

2 polievkové lyžice kokosového oleja

2 cibule, nakrájané

1 zelerové rebro, nakrájané

1 mrkva, olúpaná a nakrájaná

1 talianska paprika zbavená jadierok a nakrájaná

1 feferónka, semená odstránené a nakrájané

4 strúčiky cesnaku, lisované alebo mleté

Morská soľ a čerstvo mleté čierne korenie podľa chuti

1/2 lyžičky mletého kmínu

1/4 lyžičky mletého bobkového listu

1/4 lyžičky mletého nového korenia

1/2 lyžičky sušenej bazalky

4 šálky zeleninového vývaru

1/4 šálky čerstvého koriandra, nasekaného

2 unce tortilla chipsov

Inštrukcie

V hrnci na polievku uvarte fazuľu a 6 šálok vody. Po uvarení otočte oheň do varu. Pridajte vetvičku tymiánu a varte asi 1 hodinu a 30 minút, alebo kým nezmäkne.

Medzitým zohrejte olej v hrnci s hrubým dnom na stredne vysokej teplote. Teraz restujte cibuľu, zeler, mrkvu a papriku asi 4 minúty, kým nezmäknú.

Potom restujte cesnak asi 1 minútu alebo kým nebude voňavý.

Opraženú zmes pridáme k opečeným fazuľkám. Potom pridáme soľ, korenie, rascu, mletý bobkový list, mleté nové korenie, sušenú bazalku a zeleninový vývar.

Pokračujte vo varení za občasného miešania ďalších 15 minút alebo kým sa všetko neuvarí.

Ozdobte čerstvým koriandrom a tortillovými lupienkami. Dobrú chuť!

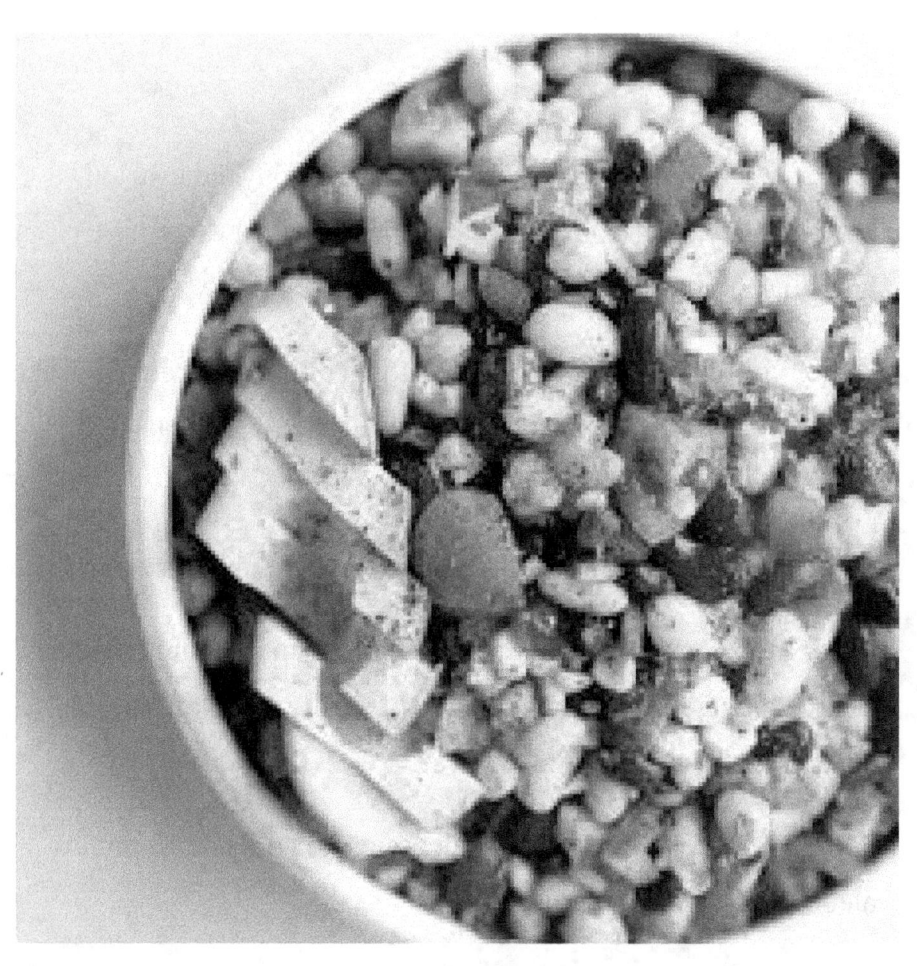

Bylinkový šošovicový šalát Beluga

(Hotové asi za 20 minút + chladenie | Porcia 4)

Na porciu: Kalórie: 364; Tuky: 17 g; Sacharidy: 40,2 g; Bielkoviny: 13,3 g

Obsah

1 šálka červenej šošovice

3 poháre vody

1 šálka hroznových paradajok, na polovicu

1 zelená paprika zbavená jadierok a nakrájaná

1 červená paprika zbavená jadierok a nakrájaná

1 červená paprika zbavená jadierok a nakrájaná

1 uhorka, nakrájaná na plátky

4 polievkové lyžice nakrájanej šalotky

2 lyžice čerstvej petržlenovej vňate, nasekanej nahrubo

2 lyžice čerstvého koriandra, nahrubo nasekaného

2 lyžice čerstvého koriandra, nahrubo nasekaného

2 lyžice čerstvej bazalky, nahrubo nasekanej

1/4 šálky olivového oleja

1/2 lyžičky rascových semien

1/2 lyžičky zázvoru, mletého

1/2 lyžičky cesnaku, mletého

1 lyžička agávového sirupu

2 polievkové lyžice čerstvej citrónovej šťavy

1 lyžička citrónovej kôry

Morská soľ a mleté čierne korenie podľa chuti

2 unce čiernych olív, vykôstkovaných a rozpolených

Inštrukcie

Pridajte hnedú šošovicu a vodu do hrnca a priveďte do varu na vysokej teplote. Potom priveďte teplo do varu a pokračujte vo varení 20 minút alebo do mäkka.

Vložte šošovicu do šalátovej misy.

Pridajte zeleninu a bylinky a premiešajte, aby sa dobre spojili. V miske vyšľaháme olej, rascu, zázvor, cesnak, agávový sirup, citrónovú šťavu, citrónovú kôru, soľ a korenie.

Ozdobte svoj šalát, ozdobte olivami a podávajte pri izbovej teplote. Dobrú chuť!

Taliansky fazuľový šalát

(Hotové asi za 1 hodinu + čas chladenia | Porcia 4)

Na porciu: Kalórie: 495; Tuky: 21,1 g; Sacharidy: 58,4 g; Bielkoviny: 22,1 g

Obsah

3/4 libry fazule cannellini, namočené cez noc a scedené

2 šálky ružičiek karfiolu

1 červená cibuľa, nakrájaná na tenké plátky

1 lyžička cesnaku, mletého

1/2 lyžičky zázvoru, mletého

1 papričkajalapeño, mletá

1 šálka hroznových paradajok nakrájaných na štvrtiny

1/3 šálky extra panenského olivového oleja

1 polievková lyžica citrónovej šťavy

1 lyžička dijonskej horčice

1/4 šálky bieleho octu

2 strúčiky cesnaku, prelisované

1 čajová lyžička zmesi talianskych bylín

Kóšer soľ a mleté čierne korenie, podľa sezóny

2 unce zelených olív, zbavených kôstok a nakrájaných na plátky

Inštrukcie

Namočenú fazuľu zalejeme čerstvou studenou vodou a privedieme do varu. Necháme podusiť asi 10 minút. Zapnite oheň a pokračujte vo varení 60 minút alebo do mäkka.

Medzitým povarte ružičky karfiolu asi 6 minút alebo kým nezmäknú.

Nechajte fazuľu a karfiol úplne vychladnúť; potom ich preložíme do šalátovej misy.

Pridajte zvyšné ingrediencie a premiešajte, aby sa dobre spojili. Ochutnajte a upravte koreniny.

Dobrú chuť!

Plnená biela fazuľa

(Pripravené asi za 10 minút | Porcia 3)

Na porciu: Kalórie: 245; Tuky: 14,9 g; Sacharidy: 24,4 g; Bielkoviny: 5,1 g

Obsah

3 stredné paradajky, nakrájajte tenký plátok zhora a odstráňte dužinu

1 mrkva, strúhaná

1 červená cibuľa, nakrájaná

1 strúčik cesnaku, olúpaný

1/2 lyžičky sušenej bazalky

1/2 lyžičky sušeného tymiánu

1 lyžička sušeného rozmarínu

3 polievkové lyžice olivového oleja

3 unce konzervovanej bielej fazule, scedenej

3 unce zŕn sladkej kukurice, rozmrazené

1/2 šálky tortilových lupienkov, rozdrvených

Inštrukcie

Vezmite si paradajky na servírovací tanier.

V miske zmiešame zvyšné suroviny na plnku, kým sa všetko dobre nespojí.

Naplňte avokádo a ihneď podávajte. Dobrú chuť!

Zimná hrachová polievka s čiernymi očami

(Hotové asi za 1 hodinu a 5 minút | 5 porcií)

Na porciu: Kalórie: 147; Tuky: 6 g; Sacharidy: 13,5 g; Bielkoviny: 7,5 g

Obsah

2 polievkové lyžice olivového oleja

1 cibuľa, nakrájaná

1 mrkva, nakrájaná

1 paštrnák, nasekaný

1 šálka feniklovej cibule, nakrájanej

2 strúčiky cesnaku, mleté

2 šálky sušenej fazule, namočenej cez noc

5 šálok zeleninového vývaru

Sezónna kóšer soľ a čerstvo mleté čierne korenie

Inštrukcie

V holandskej rúre zohrejte olivový olej na stredne vysokej teplote. Počas horúceho poduste cibuľu, mrkvu, paštrnák a fenikel 3 minúty alebo kým nezmäknú.

Pridajte cesnak a pokračujte v restovaní 30 sekúnd alebo kým sa neuvoľní aróma.

Pridajte hrášok, zeleninový vývar, soľ a korenie. Pokračujte vo varení čiastočne zakryté ešte 1 hodinu alebo do úplného uvarenia.

Dobrú chuť!

Fašírky z červenej fazule

(Pripravené asi za 15 minút | Porcia 4)

Na porciu: Kalórie: 318; Tuky: 15,1 g; Sacharidy: 36,5 g; Bielkoviny: 10,9 g

Obsah

12 uncí konzervovanej alebo varenej červenej fazule, scedenej

1/3 šálky staromódneho ovsa

1/4 šálky viacúčelovej múky

1 lyžička prášku do pečiva

1 malá šalotka, nasekaná

2 strúčiky cesnaku, mleté

Morská soľ a mleté čierne korenie podľa chuti

1 lyžička červenej papriky

1/2 lyžičky papriky

1/2 lyžičky mletého bobkového listu

1/2 lyžičky mletého kmínu

1 chia vajíčko

4 polievkové lyžice olivového oleja

Inštrukcie

Vložte fazuľu do mixovacej nádoby a roztlačte vidličkou.

Fazuľu, ovos, múku, prášok do pečiva, šalotku, cesnak, soľ, korenie, papriku, čili vločky, mleté bobkové listy, rascu a chia vajcia dobre premiešame.

Zo zmesi vytvarujte štyri placky.

Ďalej zohrejte olivový olej na panvici na strednom ohni. Fašírky smažíme asi 8 minút, raz alebo dvakrát otočíme.

Podávajte s vašimi obľúbenými omáčkami. Dobrú chuť!

www.ingramcontent.com/pod-product-compliance
Lightning Source LLC
Chambersburg PA
CBHW070409120526
44590CB00014B/1328